PRACTICAL SKILLS GUIDE
FOR COSMETOLOGY EXIM

| 핵심요약 출제예상문제 수록 |
| 동영상 CD2장 |

피부미용자격시험
최신판 미인을 만들어 주는

기초 피부미용 실기

오 지 민 지음

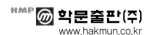
HMP 학문출판(주)
www.hakmun.co.kr

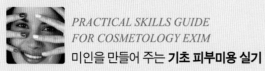

PRACTICAL SKILLS GUIDE
FOR COSMETOLOGY EXIM
미인을 만들어 주는 **기초 피부미용 실기**

| 머리말 |

생활수준의 향상과 더불어 건강과 아름다움에 대한 현대인의 관심과 노력은 날로 높아지고 있으며 의식주 생활 전반에 걸쳐 높은 관심을 불러일으키고 있습니다. 이에 발맞추어 피부미용에 관련된 산업도 하루가 다르게 발전하고 있습니다.

이미 미용 선진국가에서는 체계적인 커리큘럼과 시험감독을 거친 국가자격증을 통해 전문 피부미용인을 배출해내고 있습니다. 이런 흐름에 따라 우리나라 보건복지가족부에서도 2007년 4월 5일 공중위생관리법 시행규칙을 개정함으로써 미용사(피부) 국가기술자격 종목을 2008년 1월 1일부터 신설할 수 있도록 하였습니다. 즉 종래에는 피부미용이 따로 구분되어 있지 않고 '미용업' 의 영역에 속해 있었습니다. 그러므로 피부미용업을 경영하거나 이에 종사할 수 있는 면허에 관한 부분도 '미용사' 의 영역에 속해 왔습니다. 그러나 2008년 1월 1일부터 미용사자격증이 '국가기술자격법' 에 따라 일반미용사와 피부미용사로 구분되고 미용사의 업무범위를 구분하여 미용업무의 전문화를 도모하고 소비자에게 양질의 서비스를 제공하도록 하였습니다.

일반인과 기존의 피부미용업에 종사하던 분들의 폭발적인 관심 아래 진행되고 있는 미용사(피부) 국가자격시험에는 매회 7만 명에 가까운 수험생들이 지원하고 있음에도 불구하고 정확한 시험정보의 미비로 현재 많은 수험생들이 어려움을 겪고 있는 것 또한 사실입니다.

저자는 다년간의 교육경험을 바탕으로 기출문제와 실기시험을 분석해 가장 현실적이고 확실한 가이드라인을 제시함으로써 전문피부미용인을 꿈꾸는 수험생들에게 도움을 주고자 이 책을 집필하게 되었습니다. 이 책은 동영상과 책을 통해 충분히 공부하고 시험에 응시할 수 있도록 자세한 설명과 풍부한 사진을 제공하고 있어 혼자서도 쉽게 접근할 수 있습니다.

최선을 다해 준비했음에도 막상 미흡한 점이 많아 부끄러움과 아쉬움이 앞서지만 계속적으로 부족한 부분을 보완할 것을 약속드리며 부디 이 책을 통해 학습한 수험생 여러분이 모두 자격증을 취득하여 훌륭한 피부미용인으로서의 꿈을 이루시길 바랍니다.

끝으로 책이 나오기까지 정성을 다해 도와주신 학문출판 김영철 회장님, 김귀환 사장님을 비롯한 모든 임직원 여러분께 진심으로 감사드립니다.

저자 **오지민**

| Contents |

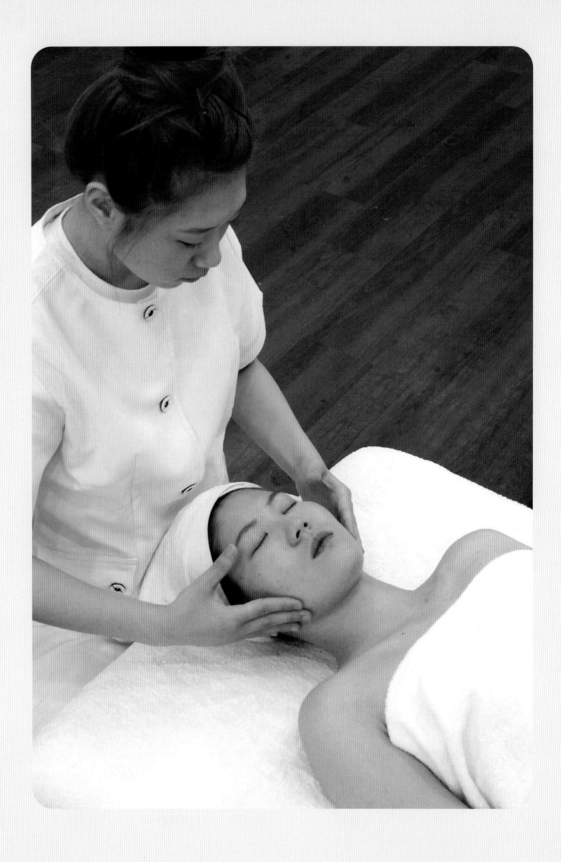

1장

실기 시험시 유의사항

1. 시험에 앞서서

막상 시험을 준비하려면 막막해지기 마련이다. 차근차근 준비해보도록 하자. 먼저 국가자격증 대비 미용사(피부)는 기타 면제되는 자격이 되는지 알아본 후 그러한 사항에 해당되지 않는다면 먼저 이론시험부터 등록을 하여야 한다. 요즈음의 사업인력공단의 모든 자격시험은 인터넷으로만 신청 가능하므로 먼저 인터넷으로 등록시킬 증명사진이 필요하다. 증명사진을 스캔 받거나 핸드폰, 디카 등으로 촬영 후 파일을 사용하는 것도 가능하다.

자격증을 취득하는 대략적인 준비방법은 다음과 같다.

① 산업인력공단에 이론시험 등록 후 일자 받기.

② 시험에 필요한 화장품과 비품 구입한 뒤 이론과 실기를 병행하여 준비하기.

③ 이론시험을 치른다. 이론시험이 끝나면 합격 여부는 상당 시간(약 2주 후)이 지나야 알 수 있으므로 이론시험이 끝나면 바로 실기시험을 준비한다. 이때 모델의 선정도 상당히 중요한데 모델과의 호흡이 굉장히 중요하고 체모와 눈썹 상태 등이 모델조건에 적합해야 하므로 주의하자.(오른쪽 다리에 털이 없으면 다른 부위로 대처하기도 하지만 되도록 털이 있는 사람으로 준비하고 눈썹도 정리되어 있는 경우 길러야 한다. 단 아이라인과 눈썹문신 등은 제외조건이 아니다.)

④ 합격이 발표되면 실기시험을 신청하여 일자를 받는다. 실기시험은 이론시험과 달리 3주 정도의 시간 동안 지속적으로 반복되므로 되도록 전체 시험 일정 중 중간 정도의 날짜에 가까운 곳으로 지정 받는 것이 중요하다. 너무 일찍 신청하면 시험내용에 대한 프로세싱 과정에 대한 정보를 얻을 수 없고 너무 뒤에는 오히려 까다로워질 수 있기 때문이다. 또한 시험일자 신청은 첫날 완료하는 것이 내가 원하는 시간을 배정받는 데 유리하므로 전체 시험 일자에 신경을 써야 한다.

⑤ 동영상과 교재로 실기시험을 준비하고 수시로 산업인력공단의 공지사항에 귀를 기울인다. 국가시험은 수시로 변경 가능하므로 시험 전까지 자주 산업인력공단의 홈페이지의 공지사항을 자주 점검하여야 한다.

⑥ 실기시험을 치른다.

⑦ 합격이 되면 자격증을 수령한 후 구청에서 요구하는 서류를 지참(신분증, 자격증, 건강진단서 등)하여 면허증을 발부 받는다.

⑧ 이때 구청에서 안내하는 곳을 통해 위생교육을 받는다. 점차적으로 위생교육에 대한 비중과 존폐가 거론되고 있으나 현재는 위반 시 벌금이 있으므로 매년 4시간의 위생교육을 받도록 한다.

⑨ 자격증을 취득한 후에도 다양한 교육매체, 기관을 통한 재교육으로 늘 스스로 경쟁력을 갖추고 있는 것이 중요함을 숙지하여야 한다.

2. 원서접수방법

다음은 산업인력공단에 등록하는 방법에 대한 설명이다.

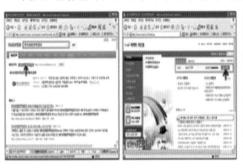
▶한국산업인력공단 검색

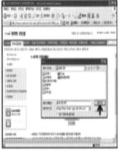
▶로그인

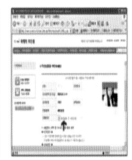
▶장애여부(해당없음)

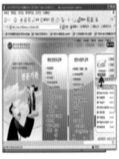
▶자격의 모든것 클릭

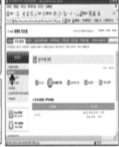
▶원서접수

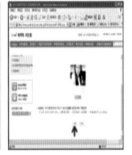
▶확인(사진 등록완료)

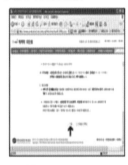
▶다음

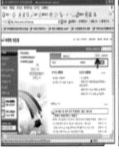
▶회원가입

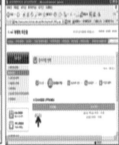
▶상시접수

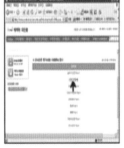
▶미용사(피부) 클릭

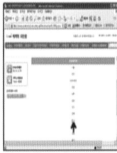
▶대구(원하는 지역설정)

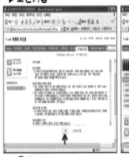
▶동의

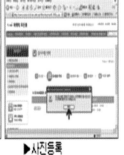
▶사진등록

3. 제품 및 비품 준비

다음은 시험대비 물품 및 화장품 준비물 목록이다.

▶ 변경 가능하므로 해당 회차 공지사항 점검이 필수적이다.

일련 번호	지참 공구명	규격	단위	수량	비고
	수험자 지참 공구목록			**자격종목 및 등급**	**미용사(피부)**
1	위생복	상의 반팔 가운, 하의 긴 바지	벌	1	모든 복식은 흰색 통일
2	실내화	흰색	켤레	1	실내화만 허용
3	마스크	흰색	개	1	
4	대형타월	100×180cm, 흰색	장	2	베드용, 모델용
5	중형타월	65×130cm, 흰색	장	2	
6	소형타월	35×80cm, 흰색	장	5장 이상	습포, 건포 용
7	헤어터번(터번)	벨크로(찍찍이)형	개	1	분홍색 or 흰색
8	여성모델용 가운 및 겉가운	밴드(고무줄, 벨크로)형, 일반형(겉가운)	벌	1	분홍색 or 흰색
9	남성모델용 옷	박스형 반바지 & T-셔츠	벌	1	하의-베이지 or 남색, 상의-흰색
10	모델용 슬리퍼		켤레	1	
11	필기도구	볼펜	자루	1	검은색 혹은 청색
12	알코올 및 분무기		개	1	필요량
13	일반솜		봉	1	탈지면, 필요량
14	비닐봉지, 비닐백(지퍼잭 등)	소형	장	각 1	쓰레기 처리용, 습포 보관용(두터운 비닐백)
15	미용솜		통	1	화장솜
16	면봉		봉	1	필요량
17	티슈		통	1	필요량
18	붓		개	2	클렌징, 팩용
19	해면		세트	1	필요량
20	스파튤라		개	3	클렌징, 팩용
21	보울(bowl)		개	3	클렌징, 팩 등
22	가위	소형	개	1	눈썹정리, 제모
23	족집게		개	1	눈썹정리, 제모
24	브러시		개	1	눈썹정리, 제모
25	눈썹칼	safety razer	개	1	눈썹정리

일련 번호	지참 공구명	규격	단위	수량	비고
26	거즈		장	1	
27	아이패드		개	2	거즈, 화장솜 가능
28	나무 스파튤라		개	1	제모용
29	부직포	7×20cm, 흰색	장	1	제모용
30	장갑	라텍스	켤레	1	제모용
31	종이컵	100ml	개	1	제모용
32	보관통	컵형	개	2	스파튤라, 붓 등
33	보관통	뚜껑 달린 통	개	2	알코올 솜 등
34	해면볼	소형	개	1	
35	바구니		개	2	정리용 사각
36	트레이(쟁반)	소형	개	1	습포용
37	효소		개	1	파우더형
38	고마지		개	1	크림형 or 젤형
39	AHA	함량 10% 이하	개	1	액체형
40	스크럽제		개	1	크림형 or 젤형
41	팩	크림타입	set	1	정상, 건성, 지성
42	스킨토너(화장수)		개	1	모든 피부용
43	크림, 오일	매뉴얼 테크닉용	개	1	모든 피부용
44	탈컴 파우더		개	1	제모용
45	진정 로션 혹은 젤		개	1	제모용
46	영양크림		개	1	모든 피부용
47	아이 및 립 크림		개	1	모든 피부용 (공용 사용 가능)
48	포인트 메이크업 리무버	아이, 립	개	1	모든 피부용
49	클렌징 제품	얼굴 등	개	1	모든 피부용
50	모델		명	1	

* 타월류의 경우는 비슷한 크기이면 무방합니다.
* 기타 필요한 재료의 지참은 가능합니다.
* 팩과 딥 클렌징용 제품을 제외한 다른 모든 화장품은 모든 피부용을 지참하십시오.
* 바구니의 경우 왜건 크기보다 크면 사용할 수 없습니다.
* 부직포는 지정된 길이에 맞게 미리 잘라 오시면 됩니다.
* 재료에 관련된 자세한 사항은 홈페이지(www.hrdkorea.or.kr) 공지사항 및 FAQ 안내사항, 큐넷(www.q-net.or.kr)의 수험자
  지참재료목록 등을 참고로 하십시오.

4. 실전 국가자격증 대비 피부관리 시험 포인트 설명

준비 및 위생, 카트 위 준비물 정리, 필요물품과 기기설명, 정리대 사전 준비물.

시험 시작 전

대기장에 가기 전 모델의 체모와 화장 상태 등이 시험에 적합한지 확인하고 신분증도 확인한다. 모델이 시험에 적합한 조건이 아닌 경우에 시험을 못 치를 수도 있으므로 주의해야 한다. 특히 제모 조건에 적합하고 눈썹 상태도 중요하다. 미리 너무 정리해가면 사전 점수에서 불이익이 있을 수 있다.

모든 실기시험을 치르기 전에 반드시 산업인력공단에서의 공지사항을 참고하여야 한다.

본인의 의상은 흰색 반팔 가운에 흰 바지, 흰 양말, 흰 실내화(운동화 아님), 단정한 헤어와 가벼운 화장, 짧은 손톱 길이, 장신구가 없어야 하며 마스크를 턱에 건다. 시험이 시작되면 완전히 입을 가려야 한다. 일단 시험장에 물이 있는지 확인한다. 어떤 공무원들은 수험생이 가져온 물을 사용하지 못하게 하고 시험장 내의 물만 사용하라고 하기도 한다. 이것저것 신경이 쓰인다면 미리 작은 물통에 물을 준비해가서 상황에 융통성 있게 대비하는 것이 좋다. 냉습포 2개 넣은 지퍼백, 온습포용 6개 지퍼백, 축축히 적신 해면용 지퍼백, 증류수에 적신 솜 1통과 마른 솜 1통, 스카치 테입을 붙인 1회용 비닐(왜건에 붙일 쓰레기통) 등을 미리 시험장에 가기 전에 준비해가면 좋다. 이때 지퍼백은 시험장에 따라 사용하지 못하게 하기도 하므로 주의하여 공무원의 지시에 따른다.

시험장에서 대기중이면 공무원이 대기공간에서 수험생과 모델에게 공지사항을 전달한다. 그후 개별적으로 수험생과 모델을 불러 신분증과 수험표, 모델의 화장 상태를 점검하고 시험시간 중 수험생 가운의 등 쪽에 붙일 비번을 수험생에게 전달한다. 이후 수험생은 비번을 등에 달고 모델에게 실내화와 겉가운과 속가운을 건네준다.

이 모든 과정이 끝나면 수험생들이 동시 입장하여 본인의 비번이 적힌 베드와 왜건 쪽으로 가 준비를 한다. 약 5~10분간의 짧은 시간이 주어진다. 제일 먼저 베드 위에 깔개로 큰 타월을 덮고 준비한 온습포(최대 6장)를 온장고에 넣는다. 이때 온습포 비닐 위에 비번을 쓰라고 할 수도 있으므로 공지사항을 잘 경청한다. 어떤 시험장에서는 비닐을 빼고 넣으라고 하기도 한다. 온장고 앞에는 비번으로 본인이 넣어야 할 위치가 적혀 있으므로 반드시 본인의 위치에 놓는다. 다른 사람의 수건을 사용하면 실격이므로 주의한다. 시험장에 따라 비닐을 벗겨 넣어두라고 하는 경우도 있으므로 공무원의 오리엔테이션 시 경청해야 한다. (온장고는 7인이 온장고 1개를 사용하게 된다.) 다음 왜건에 준비된 물품을 정리하고 왜건 옆에 1회용 비닐을 붙인다.

가운을 갈아입은 모델이 입장하면 일단 눕게 해주고 나머지 1장의 큰 타월로 이불처럼 덮어준다. 반드시 모델이 벗어놓은 실내화와 옷이 담긴 바구니는 즉시 침대 아래에 넣어야 한다. 터번을 귀가 밖으로 나오게 하여 맨다. 타올 및 비품이 부족하지 않도록 준비하고 사전에 연습한다. 간혹 도난 사건이 있기도 하므로 주의한다. 모든 제품과 가운에는 어떠한 라벨 및 표시도 해서는 안 된다. 청결한 스폰지 해면 면패드를 여러 쌍(최소 21개)을 준비한다. 이때 해면은 반드시 새것이어야 한다.

볼에 가져온 정제수를 붓고 정제수 통은 뒤에 세워둔다. (왜건 정리법 -교재 참고)

왜건의 제일 윗층인 1단에 화장품과 집게 눈썹칼, 알코올, 스파튤라, 제품용 유리볼, 솜통 등을 두고, 바로 아래 2단에는 크리넥스와 해면, 물 담은 해면 볼, 비닐에 넣어둔 냉습포 2장 등을 둔다.

제일 아래칸에는 왜건 크기보다 작은 흰 바구니를 두어 사용한 해면과 습포를 둘 자리를 만든다. 시험은 위생에 관련된 채점이 가장 높게 되어 있으므로 사용한 스파튤라, 유리볼, 해면, 습포 등은 사용 후 바로 제일 아래 칸 바구니 안에 버려야 한다. 이때 바구니는 반드시 왜건의 크기보다 작아야 하고 밖에 두고 사용할 수 없다. 그리고 간혹 2과제 준비물인 제모용품을 꺼내두는 경우가 있는데 이는 잘못된 것이다. 반드시 과제에 필요한 제품만이 왜건에 나와 있어야 하며 해당과제가 끝나면 정리하고 다음 과제를 준비하여야 한다. 즉 1교시와 2교시 사이에는 약 20분간의 휴식시간이 있는데 이때 1과제 준비물은 치우고 2, 3과제에 필요한 물품만 준비하여야 한다.

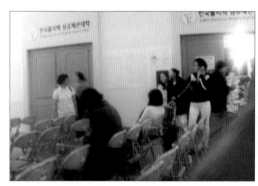 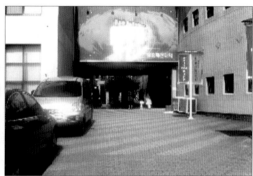

▲ 한국 섬유 폴리텍 대학에서 실시된 시험 대비 모의고사 실시 모습과 시험장 풍경

시험 시작 후

관리사는 단정한 헤어와 깔끔한 메이크업과 네일 폴리시를 완전히 제거하여 깔끔히 정리하고 입을 완전히 가리도록 마스크를 착용해야 한다. 또한 반지, 팔찌, 시계, 목걸이, 귀걸이, 금속 핀 등의 장신구를 완전히 제거해야 한다. 카트 위의 스프레이 형태의 알코올로 시험이 시작되면 솜에 알코올을 뿌려 양손을 소독하고 쓰레기통에 버린다.

모든 과제의 시작은 양손 소독이다.

마른 솜과 적신 솜은 반드시 뚜껑이 있는 통에 위생적으로 담겨 있어야 하며 꺼낼 경우 소독된 핀셋을 이용한다. 1과제 시작 전 사전 심사가 이루어지는데 이때는 복장의 상태와 왜건의 상태, 모델의 상태를 점검하게 된다.

그 외에 주의하여야 하는 일이라면?

그렇다. 시험장 안에 물이 준비되어 있는지 확인하라.

준비된 물이 없다면 미리 준비해간 작은 물병의 물을 이용하는 것이 좋다.

하지만 어떤 공무원은 반드시 시험장에 있는 물만 쓰라고 하는 경우도 있으므로 경청해야 한다. 그리고 모델의 신분증이 반드시 필요하니 주의시키고 무엇보다 제모가 필요하니 눈썹정리나 다리 부분의 털의 상태가 보존되도록 특히 주의해야 한다.

또한 전신관리 시 다리를 들게 되어 속옷이 보이게 되면 안 되므로 모델에게 사각 스판 팬티를 착용하도록 한다. 삼각은 음모 등의 노출이 되기 쉬우므로 주의해야 한다.

그리고 많은 수험생들의 큰 실수 중의 하나─우리의 시험습관 중 하나이기도 한데─는 비번을 써야 하는 자리에 이름을 쓴다는 것이다. 관리계획표 작성이나 습포 비닐 위에 쓰는 것은 반드시 비번이다. 비번은 시험 당일 공무원들의 오리엔테이션 후 결정되며 번호표를 등 뒤에 달고 시험 동안은 ○○○가 아니라 비번으로 통하게 됨을 이해하라. 시험 중에 왜 하얀 위생복에 마스크를 끼고 흰 바지, 흰 양말에 흰 실내화까지 통일하겠는가? 이는 표식을 없애서 누가 누구인지 모르게 하는 데 목적이 있는 것이다. 그만큼 공지사항에 복장에 대해 언급해도 이를 위반하는 사람이 꼭 한 명은 있다. 검은 바지에 흰 운동화를 신거나 흰 반바지를 입거나 위생복 안에 흰색이 아닌 다른 색깔의 옷을 받쳐 입고 오는 사람들, 마스크를 입을 덮지 않고 턱에 거는 사람들…

흰 운동화가 아니라 흰 실내화이고 마스크로 얼굴을 가려야 할 것이다. 또한 흰 긴 바지이고 흰 위생가운은 반드시 반팔이어야 함을 잊지 말아야겠다.

물이 확인되고 나면 준비해 온 온습포를 공무원의 지시대로 본인의 장소에 넣어둔다. 자리 확인이 중요하다. 온장고는 보통 7인이 1개의 온장고를 같이 사용하게 된다. 바뀌게 되면 당황하게 되므로 주의하라.

다음은 베드 정리부터 서두르자.

침대 위에 1장의 대수건을 깔아서 편평히 해두고 이불로 사용될 대수건 1장, 중수건 1장, 헤어터번을 꺼내 둔다. 그 다음에 준비해간 습포 6장을 본인의 비번이 지정된 온장고에 넣어둔다. 비닐에 미리 넣어 온 2장은 냉습포용으로 2번째 칸에 두어야 한다. 이때 어떤 시험장에서는 비닐을 빼고 넣으라고 하는 곳도 있고 어떤 곳은 비닐에 비번을 적어 비닐째 넣으라고 하는 곳도 있다

이때 모델이 입장하게 되면 먼저 모델을 뉘어서 준비를 시켜야 한다. 고객의 접객을 의미한다. 시험이라는 긴장감 때문에 왜건 정리에 몰두하다 보면 자칫 소홀할 수 있다. 하지만 모델이 입장하면 먼저 모델의 자리부터 정리하여야 한다.

시험장에서의 주의사항을 다시 한번 정리하면,

① 입장 즉시 물이 있는지 확인하고 복장 및 비번 등을 확인한다.(마스크 확실히 걸기)

② 미리 준비해온 냉습포는 왜건 2째칸에, 온습포용 6장은 온장고에 두고 이때 비닐을 벗기거나

비닐 위에 비번을 쓰게 될지는 시험장 공무원의 지시에 따른다.

③ 베드정리를 모델이 눕기 전에 정리한다.

④ 모델이 입장하면 겉가운을 받고 실내화와 옷이 든 바구니는 즉시 침대 아래에 둔다.

⑤ 수건을 이용해 베드를 정리한다.

⑥ 왜건을 정리한다.(이때 1과제에 해당되는 것만을 올려야 한다.)

⑦ 기구들을 소독한다.(생략 가능)

⑧ 차분히 시험을 기다린다.

5. 과제별 왜건 정리 방법

1) 1교시 시작 전 왜건 준비법

(1) 제일 윗칸

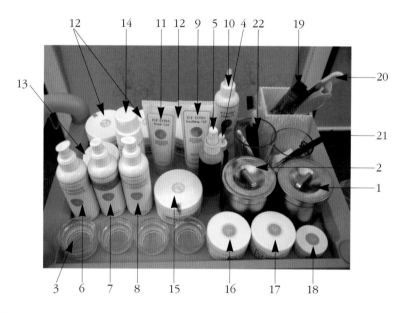

① 마른 솜통

② 정제수 솜통

시험장에 가기 전에 미리 만들어두면 편리하다. 먼저 정제수에 솜을 충분히 적신 후 한 장씩 따로 떼서 넣어둔다. 이는 토너 등을 사용할 때 사용된다. 시험에서는 굉장히 많이 사용하게 된다. 가끔 보면 솜이 적셔져 있다 보니 토너를 사용할 때 그냥 쓰기도 하는데 반드시 토너를 적시는 시늉이라도 하고 사용하여야 한다. 많은 학생들이 그냥 사용한다.

③ 유리볼

시험장에서는 유리볼을 더 여유있게 가져가서 사용 즉시 왜건 제일 아래칸에 두는 방법으로 사용하는 것이 유리할 것이다.

* 면봉―면봉통 전체로 두어도 무관하며 지금처럼 볼에 두고 사용하여도 무관하다.

④ 아하

⑤ 스프레이 알코올 통

⑥ 토너

⑦ 아이 메이크업 리무버

⑧ 클렌징 크림

⑨ 진정젤

⑩ 오일―* 사용하지 않더라도 오일은 둬야 한다.

⑪ 스크럽

⑫-1, ⑫-2, ⑫-3. 피부타입별 크림팩

⑬ 고마지

⑭ 효소

⑮ 마사지 크림

⑯ 영양 크림

⑰ 아이 크림

⑱ 립크림(아이크림과 립크림 중 1가지만 있어도 무방하다)

⑲ 브러시

⑳ 스파튤라

㉑ 위생집게

㉒ 눈썹정리 키트(족집게, 아이브로우 브러시, 눈썹가위, 눈썹칼)

* 이때 요구량보다 더 많이 가져가자.

(2) 2번째 칸

그림보다 더 작은 바구니가 좋겠다.

하얀색 물병은 시험장에 물이 없을 수
도 있으므로 미리 준비해가야 한다.

보기와 같이 크리넥스, 해면볼, 물통,
해면, 비닐에 싼 냉습포 2장, 위생집게,
흰색트레이(온습포용)를 준비해둔다.

냉습포는 아하 사용 후나 팩 제거 후에
사용해야 하므로 2장임을 주의하라.

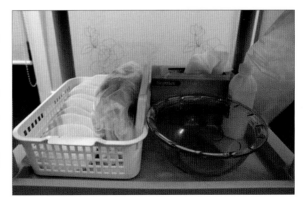

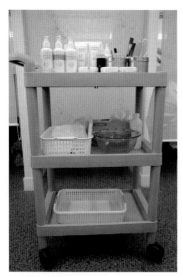

▲ 1과제 전체 왜건 정리

이때 해면은 미리 집에서 축축하게 준비해 가야 한다.

그리고 해면볼에도 약간의 물을 준비해 두자.

제일 아래칸에 그림과 같이 왜건보다 작은 흰 바구니를 두어 다 쓴 유리볼, 스파튤라, 유리볼, 다 쓴 타월 등을 두는 용도로 사용하여야 한다.

바닥 위에 두거나 왜건보다 더 큰 바구니를 사용할 수 없으므로 주의해야 한다.

▶ 주의

쓰레기통으로 사용할 비닐을 왜건에 붙인다. 이때 스카치 테입 등이 없을 수 있으므로 비닐에 미리 붙여서 준비해 가자.

1과제가 끝나면 보통 휴식시간이 있다. 이때 왜건을 다시 정리하고 왜건 제일 아래칸 흰바구니도 깨끗이 비워서 그 자리에 다시 둔다. 그리고 부족한 습포도 채워둔다. 온장고에는 최대 6장까지 둘 수 있다. 전신관리 시 습포의 사용량은 제한이 없다.

2) 2과제 왜건 준비물

2과제는 다리제모와 전신관리인 팔과 다리의 매뉴얼 테크닉이 시험과제이다.

1과제서 다음을 제외하고 모두 가방에 넣어서 베드 아래에 둔다.

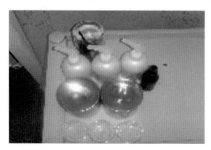

▶ 주의

1과제에서 남겨야 할 것—유리볼, 알코올 솜통, 정제수 솜통, 오일, 토너, 진정젤, 알코올 스프레이, 위생집게, 족집게, 2번째 칸에는 흰색 트레이, 습포용 집게(온습포용)를 두고 맨 아래에는 빈 흰 바구니를 두어 수건 등을 쓰고 버린다.

이때 한 통에 알코올 솜통과 젖은 정제수 솜통 외에 마른 솜도 준비되어 있어야 한다. 제모 전 파우더로 제모할 부위를 한번 눌러줘야 하기 때문인데 만약 파우더 안에 퍼프가 있다면 퍼프를 이용해도 무방하다. 그리고 전신관리를 위한 솜은 클렌징을 위해 토너용 솜을 좀 크게 준비해야 한다. 손바닥을 쌀 정도라면 정확하다.

3) 새로 준비해야 할 준비물

위생 라텍스 장갑, 키친타월, 종이컵 2개, 나무 일회용 스파튤라 2개, 탈컴 파우더, 무슬린천 2~3장, 이 준비물 전체를 담을 흰 바구니, 그 바구니에 미리 붙여둔 비닐(쓰레기통용).

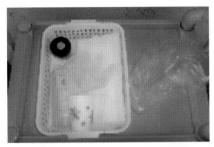

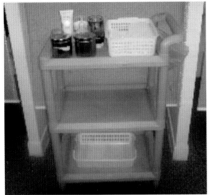

▲ 2과제 전체 왜건 모습

▶ 주의

시험장에 옆의 사진처럼 바구니 형태로 가져가면 편하다. 꺼내기도 쉽고 과제가 끝나면 빠르게 치울 수 있다. 바로 올려두면 된다.

사용한 오일을 담은 유리볼 등도 바로 여기에 둬야 한다.

2과제 후에는 휴식시간이 없으므로 별다른 왜건 정리가 필요 없으므로 2과제 종료 후 앉아서 기다리다가 바로 3과제인 림프과제를 실시한다.

6. 과제별 베드 정리방법

▶ 주의

모델의 손은 항상 안에 있어야 한다. 단 팔이 보이는 것이 감점은 아니다.

1) 1과제

1과제 시 속에 정리한 수건 등이 밖으로 보이지 않도록 하고 발을 완전히 덮도록 주의한다. 또한 왼발 위에 중수건을 덮고 그 위에 대수건을 덮는다. 이때 중수건이 밖으로 보이지 않도록 주의한다.

2) 2과제

전신 관리 전 목베개를 만들어두고 터번을 풀어 펼친다.(목베개가 보여서는 안 된다.)

• 팔, 다리 관리 1 (팔 매뉴얼 테크닉)—전신관리 시 팔 매뉴얼 테크닉을 할 때는 관리할 쪽 대수건을 등 아래에 끼우고 양손 소독 후 매뉴얼 테크닉을 실시한다. 예전에는 팔, 다리 관리를 개별심사하여 심사가 끝나면 심사위원이 등에 끼워있던 수건을 덮어주었으나 현재는 팔관리 10분이 지나면 다리 매뉴얼 테크닉으로 바로 진행한다.

• 팔, 다리 관리 2 (다리 매뉴얼 테크닉)—팔매뉴얼 테크닉이 온습포와 토너정리가 끝나면 등에 끼워진 대수건을 빼서 팔을 덮고 발쪽의 대수건을 어깨쪽으로 반으로 접어올린다. 이때 미리 중수건은 관리되지 않는 왼발에 덮어서 발이 보이지 않아야 한다. 이렇게 수건을 정리한 후 양손

소독 후 다리 매뉴얼 테크닉을 실시하고 테크닉이 끝나면 습포관리를 하고 토너 정리한 후 자리에 앉아 심사위원을 기다린다. 보통은 심사가 끝나면 심사위원이 대수건을 덮어주지만 만약 아니라면 굳이 앉아서 이때 정리할 필요는 없다.

• 제모 관리―제모 관리가 시작되면 다리에 덮인 대수건을 다리 매뉴얼 테크닉과 같이 어깨쪽으로 올려주고 다리 아래에 키친타월을 끼운 후 양손 소독을 하고 제모관리를 실시한다. 사용한 무슬린천은 심사위원의 지시에 따라 버리고 이때 키친타월도 같이 버리고 접혀진 대수건을 다시 펴서 깨끗이 정리한다.

3) 3과제

풀었던 터번을 그대로 두고 관리를 한다.

4) 베드 정리법

다음과 같은 순서로 모델을 준비시킨다.

① 먼저 대수건을 바닥에 깔고(요 역할) 또다른 2장의 소수건을 "ㄱ"자로 모델의 엉덩이 부분에 둔다. 이때 그 위에 가로수건은 가로로 펴두고 세로수건은 겹으로 접어 그 위에 둔다.(전신관리 시 모델의 속옷이 노출되지 않게 하기 위함이다.) 이 상태에서 모델을 누인다. 이때 "ㄱ"자 중앙에 모델 엉덩이의 중심이 오게 모델을 누인 후(아기들 기저귀 모양으로 모델의 속옷에 잘 끼운다) 겹으로 접

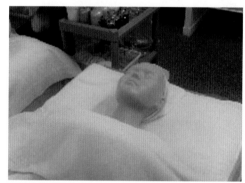

▲ 1과제 전 준비상태

은 수건을 올려 속옷을 감싸고 나머지 가로수건으로 배를 덮는다.

② 중수건으로 관리되지 않는 왼쪽 다리를 덮고 대수건을 덮고 가슴부위를 조금 접는다.

③ 특히 발이 나오지 않게 주의하고 대수건을 정갈히 당겨 준비한 후 귀를 빼고 터번을 맨다.

④ 1과제 후 만약 모델이 화장실을 다녀온다면 다시 동일한 방법으로 실시하거나 1과제시에는 간단히 대수건을 깔고 이불로 사용할 대수건을 덮은 뒤 간단히 터번을 매고 1과제 후 휴식시간에 ①~③과 같이 정리해도 무방하다.

7. 과제별 터번 정리방법

터번의 사용방법은 귀를 빼는 것이 기본이다. 관리 중 터번이 헐거워졌다면 터번을 풀고 재착용을 한 후 반드시 양손 재소독을 해야 한다. 그리고 채점의 기준이 되는 것은 2과제와 3과제 림프관리 시 반드시 터번을 풀어야 한다는 것이다.

2장

관리계획표 작성

1. 관리계획표 작성 및 유의사항

▶ 참고

산업인력공단의 지침은 아래와 같다.

순서	작업명	요구내용	시간	비고
1	관리계획표 작성	제시된 피부타입 및 제품을 적용한 피부관리계획을 작성하시오.	10분	

각 실기시험은 각 과제 세부작업별로 정해진 시험시간에 따라 진행되며 각 세부작업별로 시험 종료 5분 전을 예고하고 시험시간이 종료되면 시험종료를 선언한다.

각 세부작업은 시험시간 동안 충실하게 관리 작업을 행하되 시험시간을 초과시 0점 처리된다.

관리계획표 작성 시간은 작업시간의 90% 이상을 지키는 것에 해당되지 않는 사항이므로 이 과제에서는 채점의 기준이 아니다.

▶ 참고 　관리계획표의 실례—회차별 변동사항점검 필수

관리계획 차트 (Care Plan Chart)			
비번호	시험일자 20 ． ． ． (부)		
관리목적 및 기대효과	관리목적 :		
	기대효과 :		
클렌징	□ 오일　　□ 크림　　□ 밀크/로션　　□ 젤		
딥 클렌징	□ 고마쥐(gommage)　□ 효소(enzyme)　□ AHA　□ 스크럽		
매뉴얼 테크닉 제품타입	□ 오일　　□ 크림		
손을 이용한 관리형태	□ 일반　　□ 림프		
팩	T존	□ 건성타입 팩　　□ 정상타입 팩　　□ 지성타입 팩	
	U존	□ 건성타입 팩　　□ 정상타입 팩　　□ 지성타입 팩	
	목부위	□ 건성타입 팩　　□ 정상타입 팩　　□ 지성타입 팩	
고객 관리계획	1주 :		
	2주 :		
	3주 :		
	4주 :		
자가관리 조언 (홈케어)	제품을 사용한 관리 :		
	기타 :		

2. 피부타입의 판단 및 기초설명

관리계획표를 작성하자면 먼저 피부타입에 대한 구분이 필요하다. 시험장에서는 내가 데려온 모델로 시험을 치르지만 그 모델의 피부타입에 맞춰서 시험을 치르는 것이 아니라 시험장에서 일괄적으로 통보되는 T존과 U존의 목 부위에 대한 피부타입, 딥 클렌징 방법에 맞춰서 실시하게 된다. 다음은 그 피부타입의 판단 및 기초설명에 관한 내용이다.

1) 건성피부

즉 T존이 건성이고 U존이 건성일 경우이며 이때 **T존과 U존 모두 건성일 경우** 건성피부로 판단한다. 이때 **목 부위의 피부타입은 큰 고려 사항은 아니지만** T존, U존, 목 부위의 피부타입이 섞인 상태라면 정상이 아닌 부위에 대한 언급이 필요하다.

다음은 시험에서 언급된 건성피부에 대한 설명이다.
- 건성피부는 피부의 보습에 따라 다시 표피건성피부와 진피건성피부로 구분된다.

일반적인 건성피부는 각질층의 피부가 10% 이하로 부족하여 노화가 앞당겨져 잔주름이 쉽게 생긴다. 이에 비해 표피건성피부는 표정 원인성 주름이 거의 나타나지 않는다. 얼굴에 잔주름이 많고 연령에 관계없이 발생하고 각질형성과 소양감이 심하고 피지분비가 많은 지성피부에서도 피부관리를 소홀히 하거나 관리를 잘못했을 경우 유발되므로 보습위주의 관리가 필요하다. 진피건성피부는 피부표면이 거칠고 피부당김이 심하여 피부의 근육이 늘어나 탄력이 없어 보이고 피부조직에 생기가 없어 보이며 피부늘어짐이 심하다. 얼굴에 주름이 많이 나타나고 화장이 잘 받지 않는다. 원인은 표피건성화로 인한 진피 콜라겐층의 수화기능의 이상 때문에 유리기에 의해 피부의 결합조직이 심각하게 손상된 경우, 지나친 다이어트로 영양이 결핍된 경우이며 내외적인 수분공급이 동시에 이루어지도록 해야 하며 노화와 보습에 관련된 제품으로 꾸준히 관리하여야 한다.

표피건성피부는 소양증 당김 잔주름이 생기고, 진피건성피부는 노화, 늘어지고 탄력이 없다.

유수분부족 건성피부는 모공이 거의 보이지 않고, 유분부족 건성피부는 모공이 섬세하며, 수분부족 건성피부는 T존에만 모공이 보인다. 피지와 수분의 부족으로 피부에 각질이 일어나고 윤기가 없으며 또 세안 후 아무것도 바르지 않으면 심하게 당기는 피부이다. 연령이 증가함에 따라 건성피부로 변해가는 경향이 있다.
- 피부결은 섬세하고 피부조직이 얇아 건조시 갈라지거나 트는 상태를 보이고 피부의 탄력이 없고 주름이 많으며 피부저항력이 약하다. 모공이 작아서 거의 보이지 않으며 피부에 윤기가 없어 메말라 보이며 세안 후 당김을 느낀다.
- 메이크업이 잘 지워지지 않고 오래 지속되기는 하나 화장이 잘 받지 않고 들뜨기 쉽다.
- 피부의 유연성이 부족하고 화장이 들뜨고 피부가 얇아 실핏줄이 생기기 쉽다.

- 주름발생이 쉬우므로 노화현상이 빨리오고 모공이 작으며 윤기가 없다.
- 피지보호막이 얇아 피부가 손상되면 색소가 침착되어 주근깨 기미가 생길 수 있다.
- 피지분비가 원활하지 못해 T존 부위에만 약간 유분기가 있다.
- 피부결이 얇고 표면이 약간 거칠고 유수분 균형이 깨어져 건조하며 각질이 보인다.
- 탄력성이 떨어지고 잔주름이 보인다. 수분부족과 유분부족 건성피부로 나눌 수 있다.
- 부분적으로 각질이나 비듬이 일어난다.

2) 복합성피부

얼굴에 있어 2가지 이상의 피부타입이 존재할 경우를 말한다. 건성과 지성, 지성과 정상, 지성과 건성의 조합인, 즉 T존과 U존이 다르면 무조건 복합성으로 인식하면 되고 목의 피부타입은 피부타입 결정에 영향을 주지 않지만 정상이 아니라면 피부타입에 맞는 추가설명이 필요하다.

다음은 시험에서 언급된 정상피부에 대한 설명이다.
- 피지분비의 불균형으로 여러 가지 피부유형이 나타나는 피부이다.
- T존과 U존의 피부타입이 다르며 예민한 경우가 많다.
- 유수분 균형이 깨어져 피부결이 고르지 못하다.
- 피지분비량의 균형을 이루지 못하여 중성과 건성, 중성과 지성 등의 두 가지 이상의 피부성질이 얼굴에 함께 나타나는 피부유형이다. 화장이나 기후변화에 따라 일시적으로 나타나기도 하고 민감한 피부타입에 많다.
- 이마나 코 주변의 T존은 번들거림이 심하고 여드름, 뾰루지가 잘 발생하며 뺨과 턱의 U존 부위는 피지가 많은데 수분이 부족하여 건조한 복합적 피부타입이다. 일반적으로 T존 부위는 큰 모공에 비해 피부가 두껍고 거칠어 보이는 반면 볼은 비교적 섬세하고 눈가나 입가에 잔주름이 형성되는 경우가 대부분이다.

3) 지성피부

즉 T존이 지성이고 U존이 지성일 경우이며 이때 T존과 U존 모두 지성일 경우 지성피부로 판단한다. 이때 목 부위의 피부타입은 큰 고려 사항은 아니지만 T존, U존, 목 부위의 피부타입이 섞여진 상태라면 정상이 아닌 부위에 대한 언급이 필요하다.

다음은 시험에서 언급된 정상피부에 대한 설명이다.
- 피지분비상태에 따라 지성피부는 유성지루피부와 건성지루피부로 나뉜다.

유성지루피부는 피부의 번들거림이 심하다. 피부가 두껍게 보이며 피부가 거칠고 모공이 넓다.

피부가 투명하지 않고 화장이 잘 지워지며 남성보다 여성이 더 많으며 면포 등을 일으킬 수 있다. 건성지루피부는 피부조직이 두껍고 피부표면이 건조하고 각질이 일어난다. 혈액순환 장애로 인해 피부색이 창백하고 잔주름이 많으며 기미와 주근깨와 같은 색소침착이 쉽게 오고 유성지루피부에 비해 면역이 떨어져 여드름 발생 위험이 더욱 크다.

- 이러한 지성피부의 관리를 위해서는 피부보호막을 유지하면서 세정력이 뛰어난 젤타입을 이용하여 철저한 세안을 하고 약간 뜨거운 물을 사용하고 피지분비가 많은 시기에는 모공이 막히거나 확장되지 않도록 주의한다.
- 일반적으로 피부가 두껍고 모공이 넓고 메이크업이 잘 지워진다.
- 여드름과 뾰루지가 잘 생기며 피부가 거칠고 피지분비가 많아 얼굴이 번들거리며 트러블이 생기기 쉽다.
- 피부색이 전체적으로 칙칙하거나 모세혈관이 확장되어 붉은색을 띠기 쉬우며 모공이 불규칙하고 피부조직이 두껍다.
- 피지의 분비가 왕성해 각질층이 두꺼워져 있으며 메이크업을 했을 경우 잘 지워지고 피부 두께가 두껍고 투명감이 없다.
- 피부가 칙칙하고 여드름과 같은 피부트러블이 많이 발견된다. 계절적 영향을 많이 받고 사춘기 청소년에게서 많이 볼 수 있으며 저항력이 강하여 노화의 진행이 느린 편이다.
- 육안으로 면포가 보이고 잔주름은 보이지 않으나 관리가 잘 이루어지지 않으면 깊고 굵은 주름이 생긴다.

4) 정상피부

즉 T존이 정상이고 U존이 정상일 경우이며 이때 T존과 U존 모두 정상일 경우 정상피부로 판단한다. 이때 목 부위의 피부타입은 큰 고려 사항은 아니지만 T존, U존, 목 부위의 피부타입이 섞여진 상태라면 정상이 아닌 부위에 대한 언급이 필요하다.

다음은 시험에서 언급된 정상피부에 대한 설명이다.
- 피부표면이 매끄럽고 부드러우며 피지분비 및 수분공급 기능이 적절하다.
- 피부이상인 색소, 여드름, 잡티 현상이 없고 피부결이 섬세하고 모공이 미세하여 피부색이 맑다.
- 탄력성이 좋고 정상적인 상태에서 단단하며 주름이 없으며 가장 이상적인 피부유형이다.
- 피부결이 섬세하고 피부색이 맑으며 충분한 수분과 피지를 가지고 있다.
- 피부이상(색소, 여드름, 잡티) 현상이 없고 피부탄력이 좋고 표정주름 이외에는 주름이 없다.
- T존 부위에는 약간의 모공이 보이며 피부색이 맑다. 여름에는 지성화, 겨울에는 건성화 되기 쉽다.

- 피부결과 톤이 고르고 모공이 거의 보이지 않는다. 단 정상적인 피지분비로 T존 부위는 약간 번들거린다.

- 유수분 균형이 잘 이루어져 있어 피부의 미적, 기능적 면에서 조화를 이루고 있는 가장 이상적인 피부상태이다.

- 피부의 피지선과 땀샘의 기능이 정상적이며 수분과 유분이 적절한 균형을 이루고 있어 피부관리의 궁극적인 목적은 이러한 피부상태에 가깝게 하고자 하는 것이다. 볼 주위로 핑크빛 혈색이 보이며 코에 약간의 블랙헤드가 있는 경우가 있다. 피부결은 섬세하고 부드러우며 표면이 매끄럽고 촉촉하다.

- 유수분이 적절한 상태로 세안 후 당기거나 각질이 일어나지 않으며 번들거리고 끈적이는 등의 문제가 없다.

3. 피부타입에 따른 관리계획

	관리방법	화장품 성분
정상피부	현재 상태를 보호하고 유지하는 것이 관리의 포인트로 내외적인 요인들에 의해 변화되기 쉬우므로 손상요인들을 예방하고 균형을 유지한다. 매일 규칙적인 기초손질을 계속하여 유분과 수분의 균형을 맞추고 주름이 지기 쉬운 눈가는 아이전용 제품으로 관리를 하도록 한다. 자외선에 오래 노출하여 피부가 자극받지 않게 조심한다. 세안시 지나친 탈지가 되지 않고 PH 밸런스가 유지될 수 있는 화장품을 쓰며 미지근한 물을 사용한다. 가을에는 수분증발로 인하여 건조피부로 전환될 수 있으므로 수분관리를 철저히 하도록 한다. 규칙적이고 균형적인 식사로 단백질, 비타민, 수분을 섭취하고 충분한 수면을 취한다. 계절과 연령에 따라 화장품의 종류와 매뉴얼 테크닉, 팩 등의 횟수를 조절하며 팩은 보습과 영양 위주로 한다. 특히 재생 위주의 제품이나 지나치게 유분이 많은 제품은 연령을 고려하여 사용한다.	엘라스틴, 히아루론산, 알로에 베라, 알란토인
건성피부	일반적인 관리 포인트는 수분공급과 함께 피지분비를 정상화하는 것이다. 보습효과가 우수한 화장품을 통하여 유수분 공급을 충분히 할 수 있도록 한다. 눈가에는 아이크림을 사용하여 잔주름을 예방한다. 지나치게 유분이 많은 화장품은 피부의 항상성을 잃게 하여 피지선의 기능이 퇴화하여 오히려 피부건조를 가속화시킬 수 있기 때문에 주의하여야 한다. 건성피부의 종류별 관리방법은 다음과 같다. ① 수분부족 건성피부 땀샘의 기능저하 혹은 피부 속의 수분량이 부족한 상태이다. T존 부위의 모공이 조금 크게 보이며 쉽게 민감해지고 조기노화가 올 수 있다. 보습 위주의 관리를 하고 수분증발방지를 위해 오일성분이 약간 함유된 제품으로 마무리한다. 피부의 겉과 속이 모두 건조하므로 규칙적인 관리와 함께 물을 많이 마신다. 순환이 저하되면 각질층이 두꺼워지므로 주기적인 각질제거가 필요하며 팩과 마스크로 순환을 촉진하는 것도 좋은 관리방법이다. ② 유분부족 건성피부 영양부족, 광물성이나 동물성 오일이 함유된 크림 등의 오랜 사용 등이 원인이 되어 피지선의 기능이 저하된 피부상태이다. 피부결이 섬세하고 모공이 작으나 당김이 심하고 조기노화현상인 잔주름이 많다. 규칙적인 관리로 피지선의 기능을 활성화시켜 피지분비가 증가되도록 한다. 식물성 오일이 함유된 크림을 사용한다. ③ 유수분부족 건성피부 땀샘과 피지선의 기능저하가 문제이며 모공은 너무 작아 거의 눈에 띄지 않는다. 모공을 통한 피지의 분비량이 적어 피지막 형성이 저조하고 피부의 수분증발을 방지할 수 없으므로 항상 당기는 느낌을 받으며 심할 경우 가려움증과 잔주름이 형성된다. 땀의 분비가 적어 피부의 수분부족이 계속되면 자연히 유분부족현상까지 동반된다. 피부조직이 얇아서 자극에 민감하게 반응하므로 주의한다. 각질탈락현상이 보이며 노화의 속도가 빠르다. 피부에 수분과 유분을 동시에 공급하는 관리를 한다. 보습 에센스를 사용한 후 수분증발을 방지하기 위해 식물성 오일이 함유된 크림으로 마무리하고 보습과 영양 공급을 위주로 팩과 마스크를 해준다. 적절한 실내습도를 유지하고 건조한 공기에 오래 머무르지 않도록 한다.	엘라스틴, 히아루론산 알로에, 솔비톨, 콜라겐, 아미노산, 세라마이드, 해초, 레시틴, sodium P.C.A
지성피부	관리의 포인트는 피지분비를 조절하여 염증성 병변으로 전이되는 것을 예방한 후 모공 확장으로 인한 피부문제를 해결해주는 것이다. 땀샘과 피지선의 정상화가 유지될 수 있도록 균형적인 관리가 이루어져야 하는데 모공확장이 문제가 될 경우 필링과 재생관리를 한다. 피지 과다분비의 경우 탈지관리와 함께 유수분의 균형을 맞추는 기능이 우수한 비타민 B군을 충분히 섭취하고 피부표면의 불순물, 모공 속의 각질과 피지를 녹여 막힌 모공을 열고 정화하기 위하여 규칙적으로 효소를 이용한 딥 클렌징을 하는 것이 좋다. 세정력이 강한 알칼리 제품은 피부보호막을 손상시킬 수 있으므로 피하는 것이 좋다. 피지제거기능과 모공 수축효과가 뛰어난 에틸 알코올 성분의 화장수나 유분이 적은 오일프리 제품을 사용한다. 유분이 너무 많거나 지나친 탈지제품은 피한다.	살리실산, 유황, 캄퍼, 클레이
복합성피부	세안 후 화장수로 충분히 수분을 공급해주는데 특히 T존 부위는 패팅하듯 발라주고 건조한 부위는 스킨 소프너로 마스크를 실시한다. 적당한 수분과 유분 공급을 위하여 피지분비가 많은 T존 부위에는 각질제거기능이 강한 클렌징 팩을, U존 부위에는 수분팩이나 영양팩을 한다. 스킨, 로션, 크림은 복합성 제품을 사용하되 번들거리는 부위에는 영양크림의 양을 조절하고 볼에는 보습력이 있는 영양크림으로 세심하게 발라준다. 모공이 넓어지기 쉬운 T존 부위에는 아스트리젠트를 솜에 얹어두면 소염효과도 있고 모공의 확장도 막을 수 있다. 거뭇거뭇하게 코피지가 많이 끼게 되므로 일주일에 한 번 정도는 코 팩을 해주면서 피부의 청결을 유지하는 것이 중요하다.	각 부위별로 적용

▶ 참고 ─ 관리목적과 원인

	관리목적	원인
정 상 피 부	철저한 세안과 영양공급, 수분균형 유지를 위한 목적으로 한다. 유수분의 균형을 맞춰 계절의 변화를 고려하여 가장 이상적인 현태의 상태를 유지하는 것이 중요하다. 계절에 맞는 피부관리를 한다. 유수분의 균형에 중점을 두고 현재의 피부상태를 유지시킨다. 내외적인 요인에 따라 변화하기 쉬우므로 꾸준한 관리가 필요하다.	
건 성 피 부	죽은 각질제거, 보습, 피지선 자극으로 피지선 기능 항진효과, 피부의 유연성을 회복시켜 잔주름 방지를 목적으로 한다. 피부의 건조함과 잔주름 개선에 주안점을 둔다.(피부 표면에 유수분 공급) 정상기능 회복을 위해 매뉴얼 테크닉을 사용한다. 적당한 수분과 충분한 유분을 공급한다. 쉽게 예민해질 수 있으므로 피부를 보호해야 한다. 알코올 성분의 화장품은 건조를 심화시키므로 가급적 피한다. 일주일에 2~3회 정도 팩을 하여 유수분을 충분히 공급한다. 기미, 주근깨가 생길 수 있으므로 비타민 C가 많은 야채나 과일을 섭취한다.	연령의 증가, 계절·환경의 변화, 다이어트, 사우나, 자외선 노출 등으로 인하여 피부가 쉽게 변한다. 유분과 수분의 부족으로 인해 발생하며 유전적으로 피부조직이 얇으며 각질층도 얇아서 수분증발방지 등의 보호기능이 약해 건성피부가 된다. 후천적으로 스트레스, 호르몬의 불균형, 신진대사의 이상 또는 소화기계통이나 간 기능의 이상 등으로 인해 피지선과 땀샘의 기능이 저하되어 발생한다.
지 성 피 부	피부정화를 목적으로 딥 클렌징 단계를 중점으로 피지제거 및 피지분비 조절로 피부트러블을 감소시키고 노폐물 정체해소와 피부호흡 개선을 목적으로 기기관리가 이루어져야 한다. 피지분비를 조절하여 맑고 깨끗한 피부를 유지한다. 과다하게 분비된 피지를 제거한다. 적당한 딥 클렌징으로 과도한 각질과 피지를 제거한다. 모공을 막을 수 있는 크림타입보다 젤과 로션타입의 크림을 사용한다. 블랙헤드와 염증성 여드름의 경우 전문가에게 의뢰한다.	유전적인 영향, 지방과 탄수화물, 향신료 및 기호식품의 과다섭취, 계절적 영향으로 나타난다. 부신피질 호르몬의 잘못된 사용, 스트레스, 수면부족 등으로 인한 호르몬의 불균형이 피지선을 자극하여 지성피부가 될 수 있다. 땀샘기능의 저하에 따라 유성지루성피부와 건성지루성 피부로 나눌 수 있다. 유성지루성피부는 각질층이 유난히 두껍고 피지 과다분비로 피부가 번들거리고 전체적으로 모공이 확장된 피부로 세균에 대한 저항력이나 방어능력이 약한 피부이다. 건성지루성피부는 피지가 과다분비되나 땀샘의 기능 저하로 수분이 부족하여 피부당김이 있고 각질이 일어나며 쉽게 자극을 받는 피부이다.
복 합 성 피 부	지성 부위인 T존은 피부정화와 피지분비 정상화를 위한 관리, 건성 부위인 볼은 유수분 공급을 중심. 유수분의 균형적인 관리에 주안점을 둔다. 부위에 따라 차별적인 관리를 시행한다.(볼─건성피부, 이마─지성피부) U존 부위는 수분과 영양분의 공급에 힘쓴다. T존 부위는 피지조절 케어를 병행하여 관리한다.	주로 계절이 바뀌는 환절기, 화장품의 처음 사용, 기초화장품의 교체 시에 피부가 균형을 잃게 되어 많은 사람들이 복합성피부를 경험하게 되나 음식물, 연령, 심한 온도변화, 신경과민, 과로 등이 원인이 되기도 하며 30대 중반이 넘으면 대부분의 사람들은 복합성피부로 되어가는 경향이 있다.

4. 피부타입별 관리계획표 작성

1) 건성피부

(1) 관리목적 및 기대효과

① 목적: 피부의 수분부족현상 개선, 잔주름 및 피부노화를 예방한다.

② 기대효과: 수분공급을 통해 민감해지는 것을 예방하고 피부를 부드럽고 윤택하게 해준다. 또한 유수분 밸런스를 맞추어 피부의 보습력을 높이며 노화예방 및 피부 건조함 등을 개선한다.

(2) 고객관리 계획

① 1주차: 자극이 없는 무 자극제의 클렌징을 선택하여 실시하고 클렌징 후 예민도에 따라 효소 등을 이용한 딥 클렌징을 실시하고 잔주름 개선과 피부기능의 정상화를 위해 매뉴얼 테크닉을 실시한다. 수분 팩을 한 후 유수분 공급에 효과적인 아이크림과 에센스 영양크림 등을 사용한다. 마무리로 자외선 차단제를 발라준다.

② 2주차: 클렌징을 포함한 기본적인 관리 후 보습과 영양공급을 위주로 팩을 한다. 아이크림과 앰플, 크림으로 마무리하고 영양 시트팩을 하고 유수분이 풍부한 기초화장품으로 유수분 공급에 집중한다. 마무리로 자외선 차단제를 발라준다.

③ 3주차: 클렌징을 포함한 기본적인 관리 후 보습에센스를 사용한 후 수분증발을 방지하기 위해 식물성 오일이 함유된 크림으로 마무리하고 보습과 영양공급을 위주로 팩과 마스크를 해준다. 수분부족현상은 각화현상을 가져오므로 근본적인 수분결합능력을 보충하기 위해 리포좀이나 영양 에센스류의 화장품을 사용한다. 마무리로 자외선 차단제를 발라준다.

④ 4주차: 클렌징을 포함한 기본 관리 후에 워시오프 타입의 영양팩을 하고 엘라스틴, 히아루론산, 알로에, 솔비톨, 콜라겐, 아미노산, 세라마이드, 해초, 레시틴, sodium P.C.A 등이 포함된 제품으로 마무리한다. 마무리로 자외선 차단제를 발라준다.

(3) 자가관리 조언 & 기타

① 자가관리 조언

• 아침─가볍게 폼 클렌징제를 이용하여 가볍게 세안하여 피부의 자극을 줄이고 알코올이 없는 제품을 사용하고 보습효과가 뛰어나고 비타민 A와 E가 함유된 영양화장수, 영양에센스, 영양크림을 사용한다. 아이크림과 립크림을 아침저녁으로 적정량 도포하고 건조하고 예민한 부위는 수시로 영양에센스로 보습을 해주고 자외선 차단제를 꼭 바른 후 메이크업 시 파우더의 양을 극소량만 사용한다.

• 저녁─지나치게 탈지가 되는 것을 방지하기 위하여 세안 시 무자극의 클린싱제를 선택하여 미지근한 미온수를 사용하여 세안하고 지나친 이중세안을 삼간다. 또한 보습작용과 피지분비를 활성화하여 건조함과 노화를 방지할 수 있는 해조추출물, 올리브유, 아보카도유, 아몬드유 등의 성분이 들어간 기초제품을 사용하고 주 1~2회 영양 시트팩 등을 홈케어로 실시한다.

② 기타

물을 많이 마시고 영양이 풍부한 음식과 비타민을 섭취한다. 지나친 냉난방은 피부의 수분을 빼앗아가므로 실내는 적정한 습도를 유지하고 햇빛과 강한 바람을 주의한다.

2) 복합성피부(T존 부위가 지성, U존 부위가 건성일 경우)

(1) 관리목적 및 기대효과

① 관리목적: 피지분비량을 조절하고 수분유지의 균형을 이루게 한다.

② 기대효과: 피지분비량이 균형을 이루지 못하여 2가지 이상의 피부성질이 함께 존재함으로 민감한 피부상태가 되기 쉬우므로 T존 부위는 수분공급 위주의 관리를 통하여 보습력을 높이고, U존은 영양이 풍부한 비타민 A, E, F 등을 포함한 수분공급크림으로 피부의 PH 밸런스를 유지하고 피부의 면역력과 저항력을 강화시킨다.

(2) 고객관리 계획

① 1주차: 오일프리 타입의 클렌징 로션이나 젤 타입으로 꼼꼼히 클렌징하고, T존 부위는 스크럽으로 딥 클렌징을 하고, U존 부위는 효소로 딥 클렌징제를 도포 후 스티머를 켜고, U존 부위는 가볍게, T존 부위는 꼼꼼히 각질을 제거한다. 워쉬 오프타입의 팩을 한 후 아이크림, 수분에센스, 수분크림을 바르고 자외선 차단제를 바른다.

② 2주차: 클렌징을 포함한 기본관리 후 스티머를 충분히 한 후 면포를 제거하고 블랙헤드 제거를 위해 코 팩을 실시한다. T존 부위는 피지분비를 조절하고 모공수축에 효과적인 클레이 팩을 하고 U존 부위는 수분 팩을 한 후 T존 부위는 수렴화장수로, U존 부위는 유연화장수로 피부정돈 후 아이크림, 수분에센스, 수분크림을 바르고 자외선 차단제를 바른다.

③ 3주차: 클렌징을 포함한 기본관리 후 고마지를 이용하여 딥 클렌징한 후 피지의 매뉴얼 테크닉을 실시하고 수분 마스크를 실시한다. 아이크림, 수분에센스, 수분크림을 바르고 자외선 차단제를 바른다.

④ 4주차: 클렌징을 포함한 기본 관리 후 자극이 적은 모델링 마스크를 실시한 후 피부정돈을 한다. T존 부위는 살리실산, 유황, 캄퍼, 클레이, U존 부위는엘라스틴, 히아루론산알로에 솔비톨, 콜라겐, 아미노산, 세라마이드, 해초, 레시틴, sodium P.C.A 성분이 함유된 기초제품으로 마무리한 후 자외선 차단제를 바른다.

(3) 자가관리 조언 & 기타

① 자가관리 조언

• 아침—자극없는 무향 무색소 전용 제품을 사용하여 세안 후 T존은 수렴화장수, 수분에센스, 수분크림을 도포하고, U존은 영양화장수, 영양에센스, 영양크림을 사용한다. 아이크림과 립크림을 아침 저녁으로 적정량 도포하고 건조하고 예민한 부위가 진행되지 않도록 한다. 자외선 차단제를

바른다.

• 저녁─T존은 꼼꼼히 이중세안을 하고 U존은 지나치게 탈지가 되는 것을 방지하기 위하여 세안시 무자극의 클린싱제를 선택하여 미지근한 미온수를 사용하여 세안하고 지나친 이중세안을 삼간다. 이때 T존 부위에는 알로에 추출물, 비사보롤, 사포닌, 리보플라민 등이 포함된 제품을, U존에는 해조추출물, 아보카도유, 비타민 A와 E 등이 함유된 제품으로 부위별로 달리 관리한다.

② 기타

정신적 스트레스를 피하고 과음, 기호식품의 지나친 섭취를 피하고 규칙적인 식생활을 한다.

얼굴에 닿는 화장도구, 베게 등을 청결하게 유지한다.

3) 지성피부

(1) 관리목적 및 기대효과

① 관리목적: 과다한 피지분비로 인하여 모공이 넓고 번들거리고 여드름이 잘 발생하는데 이러한 피부문제점을 개선하는 데 목적을 둔다.

② 기대효과: 피부표면의 각질을 적절하게 제거하여 유연하게 하고 피지를 모낭 밖으로 배출시킴으로써 여드름과 같은 피부병변을 방지 완화시키고 적절한 피부관리법을 통하여 표피의 PH 밸런스를 유지하며 적정한 보습상태와 유연성을 유지하게 한다.

(2) 고객관리계획

① 1주차: 오일프리 타입의 클렌징 로션이나 젤 타입으로 꼼꼼히 클렌징하고 스크럽으로 딥 클렌징을 한 후 각질을 제거하기 위한 워쉬 오프타입의 팩을 한다. 아이크림, 수분에센스, 수분크림을 바르고 자외선 차단제를 바른다.

② 2주차: 클렌징을 포함한 기본관리 후 스티머를 충분히 한 후 면포를 제거하고 블랙헤드 제거를 위해 코팩을 실시한다. 모공수축 팩을 한 후 아이크림, 수분에센스, 수분크림을 바르고 자외선 차단제를 바른다.

③ 3주차: 클렌징을 포함한 기본관리 후 고마지를 이용하여 딥 클렌징한 후 피지의 원활한 배출을 위해 자켓기법으로 매뉴얼 테크닉을 실시하고 모공수축 진정 소염효과가 있는 화장수로 수분 마스크를 실시한다. 아이크림, 수분에센스, 수분크림을 바르고 자외선 차단제를 바른다.

④ 4주차: 클렌징을 포함한 기본 관리 후 피지조절 및 진정작용의 팩을 하고 알코올 함량이 높지 않은 화장수를 이용해 피부정돈을 한다. 살리실산, 유황, 캄퍼, 클레이 등의 성분이 함유된 기초제품으로 마무리한 후 자외선 차단제를 바른다.

(3) 자가관리 조언 & 기타

① 자가관리 조언

• 아침─세정력이 우수한 젤 타입의 폼 클렌징을 이용하여 꼼꼼히 세안하고 수분의 함량이 높은

오일프리 타입의 기초제품과 자외선 차단제를 바른다.

- 저녁—꼼꼼한 이중세안을 한 후 T존 부위 관리를 철저히 한다.

세정팩은 1주일에 1~2회 홈케어로 저녁에 실시하고 피지분비를 조절하고 청결 및 염증완화에 도움을 줄 수 있는 알로에 추출물, 유칼립투스 추출물, 멘톨, 비사보롤, 사포닌, 리보플라민 등이 포함된 화장품을 꾸준히 사용한다.

② 기타

식물성 불포화지방산이 함유된 식품을 섭취한다.

커피, 초콜릿 등의 기호식품의 과다섭취를 피한다.

알칼리성 비누의 사용을 피한다.

정신적 안정을 취하고 충분한 수면과 적당한 운동으로 정상적인 컨디션을 유지한다. 피지를 자극할 수 있으므로 자외선에 과다하게 노출되는 것을 피하고 유기농 채소와 식이섬유의 섭취량을 늘려 균형잡힌 식생활을 유지한다.

4) 정상피부

(1) 관리목적 및 기대효과

① 목적: 규칙적이고 올바른 피부관리를 통하여 유수분 밸런스를 유지하고 정상적인 피부상태를 유지 관리한다.

② 기대효과: 정상피부라고 해도 언제나 그대로 유지되는 것이 아니고 계절, 화장품 선택, 환경, 연령 등에 따라 변화될 수 있으므로 올바른 피부관리방법을 통해 섬세하고 깨끗한 피부표면을 만들어 세균에 대한 저항력을 높이고 피부의 보습력을 증강시켜 정상적인 피부상태가 유지되도록 한다.

(2) 고객관리계획

① 1주차: 클렌징 후 고마지를 이용하여 각질을 제거하고 아로마 오일을 이용한 매뉴얼 테크닉을 실시한 후 보습이 강화된 콜라겐을 포함한 모델링 마스크를 실시한다. 아이 립크림 유수분이 함유된 수분에센스와 크림 등의 기초제품 도포 후 자외선 차단제를 바른다.

② 2주차: 클렌징을 포함한 기본관리 후 워쉬오프 타입의 영양 크림팩 도포 후 적외선을 쬐어준다. 아이 립크림 유수분이 함유된 수분에센스와 크림 등의 기초제품 도포 후 자외선 차단제를 바른다.

③ 3주차: 클렌징을 포함한 기본관리 후 앰플 도포 후 영양 시트팩을 깔고 석고모델링 마스크를 실시한다. 아이 립크림 유수분이 함유된 수분에센스와 크림 등의 기초제품 도포 후 자외선 차단제를 바른다.

④ 4주차: 클렌징을 포함한 기본관리 후 탄력과 수분에 효과적인 엘라스틴, 히아루론산, 알로에베라, 알란토인 등의 성분이 함유된 기초제품을 사용한 후 자외선 차단제를 바른다.

⑶ 자가관리 조언 & 기타

① 자가관리 조언

• 아침―폼 클렌징제를 이용하여 가볍게 세안하여 피부의 자극을 줄이고 알코올이 없는 제품을 사용하고 보습효과가 뛰어난 영양화장수, 영양에센스, 영양크림을 사용한다. 아이크림과 립크림을 아침 저녁으로 적정량 도포하고 건조하고 예민한 부위는 수시로 영양에센스로 보습을 해주고 자외선 차단제를 발라 현재의 이상적인 상태가 유지되도록 한다.

• 저녁―무자극의 클린싱제를 선택하여 미지근한 미온수를 사용하여 세안하고 지나친 이중세안을 삼간다. 또한 보습작용 활성화와 건조함과 노화를 방지할 수 있도록 주 1~2회 영양 시트팩 등을 홈케어로 실시한다.

② 기타

규칙적이고 올바른 기초손질을 하여 유분과 수분의 밸런스를 유지한다.

계절과 연령에 따라 사용하는 화장품을 사용한다.

또한 피부에 영양과 유수분의 균형 유지를 위하여 엘라스틴, 히아루론산, 알로에 베라, 알란토인, 콜라겐 등이 함유된 제품을 꾸준히 사용한다.

▶ 주의

시험장에서 팩의 T존과 U존과 목 부분의 피부타입과 딥 클렌징을 알려준다.

그러나 만약 목 부분의 피부타입이 중성이 아닌 것으로 나온다면 고객 관리계획과 홈 케어 지시사항에 구체적으로 목에 대한 언급을 해주어야 한다.

즉 목에 관한 매뉴얼 테크닉을 탄력을 주기 위한 방법으로 제시하고 홈 케어에서는 넥 크림을 아래에서 위로 쳐올리듯이 발라주고 자외선 차단제도 목까지 꼼꼼히 도포해주며 찬바람이나 자외선에 직접 장시간 노출되지 않도록 스카프와 기타 소품을 이용하고 목주름 등의 예방을 위해 주기적인 스트레칭과 높지 않은 베게를 하도록 한다는 말 등이 좋을 것이다.

그리고 심사위원들은 무엇보다 창의적이고 정확한 답변을 요구한다. 그러므로 단순히 외워서 가기보다는 제공한 계획서를 모델로 첨삭을 하여 준비하고 가길 권고한다. 10분이므로 반드시 피부타입별로 스톱워치를 이용하여 시간 안에 쓰는 연습을 하고 가야 함을 잊지 말아야 한다.

관리계획 차트 (Care Plan Chart)	
비번호	시험일자 20 . . . (부)

관리목적 및 기대효과	관리목적 :
	기대효과 :
클렌징	☐ 오일　　☐ 크림　　☐ 밀크/로션　　☐ 젤
딥 클렌징	☐ 고마쥐(gommage)　☐ 효소(enzyme)　☐ AHA　☐ 스크럽
매뉴얼 테크닉 제품타입	☐ 오일　　☐ 크림
손을 이용한 관리형태	☐ 일반　　☐ 림프

팩	T존	☐ 건성타입 팩	☐ 정상타입 팩	☐ 지성타입 팩
	U존	☐ 건성타입 팩	☐ 정상타입 팩	☐ 지성타입 팩
	목부위	☐ 건성타입 팩	☐ 정상타입 팩	☐ 지성타입 팩

고객 관리계획	1주 :
	2주 :
	3주 :
	4주 :

자가관리 조언 (홈케어)	제품을 사용한 관리 :
	기타 :

※ 관리계획표는 요구하는 피부타입에 맞추어 시험장에서의 관리를 기준으로 할 것.

※ 고객 관리계획은 향후 주단위의 관리 계획을 자가관리 조언은 가정에서의 제품 사용을 위주로 간단하고
　명료하게 작성하며 수정 시 두 줄로 긋고 다시 쓸 것.

※ 체크하는 부분은 주가 되는 하나만 할 것.

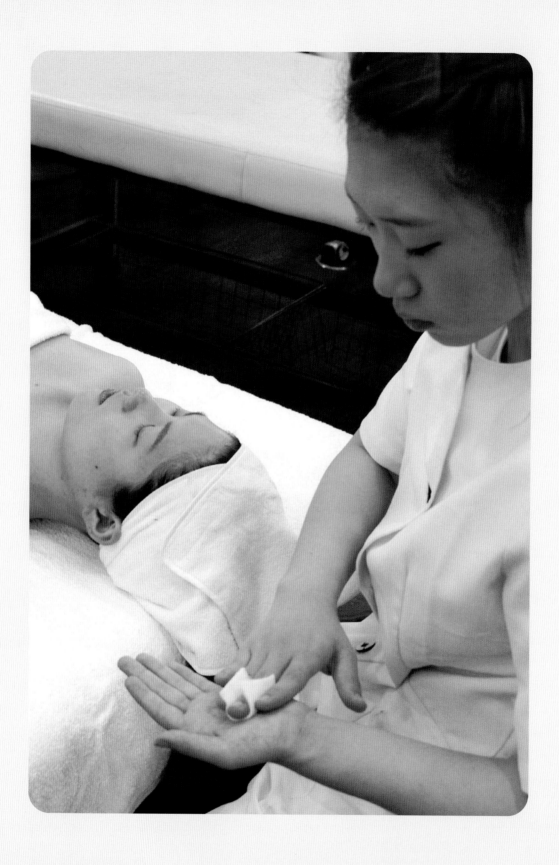

3장

소독

1. 알코올 솜 만들기

시험에 필요한 솜을 몇 가지 형태로 준비하여야 한다.

알코올 솜과 정제수로 미리 적셔둔 솜, 여유분의 마른 솜 등을 미리 준비하여야 한다.

소독을 하기 위해서는 알코올 솜을 미리 준비하는 것이 유리하다.

① 먼저 뚜껑이 있는 스틸 통과 좀 큰 유리볼을 준비한다.

② 알코올 솜으로 양 손을 소독한다.

③ 위생장갑을 낀다.

④ 솜에 알코올을 묻혀서 스틸 통 안과 밖을 소독한다.

⑤ 준비한 유리볼에 솜을 두고 알코올을 붓는다.

⑥ 스틸 통에 솜을 한 장씩 떼서 넣는다.

⑦ 이렇게 준비한 알코올 솜은 위생적으로 집게를 이용하여 필요할 때마다 꺼내서 쓰면 된다.

▶ 주의

시험에서 이렇게 알코올 솜을 준비하게 되면 각 과제마다 양손 소독을 할 때 손이 따갑거나 거칠어질 수 있다. 그러므로 시험에는 정제수에 적셔서 설명과 같이 준비한 후 약간의 알코올만 적셔 한 장씩 떼서 준비하는 것이 좋다.

그러나 실제에서는 이렇게 사용해서는 안 된다.

시험을 준비하는 데 있어 사용하고 난 솜은 냉장고에 보관해두고 사용해야 하고 일정시간이 지나면 버려야 한다.

2. 토너용 솜 만들기

시험에서 토너를 사용할 때는 솜을 몇 가지 형태로 준비하는 게 좋다.

토너용 솜을 만들기 위해서는 정제수에 적신 솜을 미리 준비하는 것이 유리하다.

그렇게 정제수에 적신 솜을 시험장에서 토너를 적셔 사용하면 된다.

① 먼저 뚜껑이 있는 스틸 통과 좀 큰 유리볼을 준비한다.

② 알코올 솜으로 양 손을 소독한다.

③ 위생장갑을 낀다.

④ 솜에 알코올 묻혀서 스틸 통 안과 밖을 소독한다.

⑤ 준비한 유리볼에 솜을 두고 정제수를 붓는다.

⑥ 스틸 통에 솜을 한 장씩 떼서 넣는다.

⑦ 이렇게 준비한 정제수에 적신 솜은 위생적으로 집게를 이용하여 필요할 때마다 꺼내서 토너를 뿌려 사용하면 된다.

▶ 주의

> 실제에서도 이렇게 사용할 수는 있다.
>
> 물론 토너를 부어 사용할 수도 있으나 정제수에 적신 솜을 토너에 적셔 사용하면 토너의 양을 절약할 수 있기 때문이다. 사용하고 난 솜은 냉장고에 보관해두고 사용해야 하고 일정시간이 지나면 버려야 한다. 특히 계절상 여름에는 알코올 솜과 달리 세균번식이 유리하므로 더욱 주의하여야 한다.

3. 양손 소독 방법

시험에서 모든 과제의 시작은 양손 소독에서 실시한다.

그러므로 다음의 순서를 지켜서 실시한다.

- 위생 핀셋을 이용해 1장의 알코올 솜을 꺼낸다.
- 왼손에 솜을 쥐고 오른손으로 알코올 스프레이를 눌러 가볍게 뿌린다.
- 솜을 왼손 중지에 끼우고 오른손 손바닥을 닦은 후 같은 솜으로 오른손 손등을 닦은 후 쓰레기통에 즉시 버린다.
- 다시 위생 핀셋을 이용해 1장의 알코올 솜을 꺼낸다.
- 오른손에 솜을 쥐고 왼손으로 알코올 스프레이를 눌러 가볍게 뿌린다.
- 솜을 오른손 중지에 끼우고 왼손 손바닥을 닦은 후 같은 솜으로 왼손 손등을 닦은 후 쓰레기통에 즉시 버린다.

▶ 주의

> 시험에서 흔히 손으로 그냥 꺼내거나 한 장의 솜으로 대충 소독하는 경우가 많다. 또한 스프레이는 왜건에 대고 눌러서 사용해야 하며 쥐어서 들지 않도록 한다. 모두 감점 대상이다.

4. 기구 소독 방법

많은 학생들이 시험에서 가장 중요한 채점 포인트가 뭐냐고 묻는다.

단연 위생에 관련된 것이다.

사용한 유리볼 스파튤라 등은 소독 후 재사용하거나 왜건 제일 아래칸에 둔다거나, 브러시는 사용 후 즉시 왜건 제일 아래칸에 둔다거나 하는 작업이 무엇보다 중요하다.

다음은 경우에 따라 적절하게 기구도 소독하여야 한다.

과제별 소독의 순서를 알아보도록 한다.

① 관리계획표 작성 전

양손 소독. (생략가능)

② 클렌징 과제 전

양손 소독.

③ 눈썹정리 과제 전

트레이를 모델의 오른편 머리 옆에 옮기고 크리넥스 한 장 깔기.

양손 소독.

기구(족집게, 눈썹가위, 눈썹칼, 아이브로우 브러시) 소독—각각의 솜으로 소독하고 트레이 위에 하나씩 두기.

위생집게로 정제수에 적신 솜 한 장 꺼내어 트레이에 기구와 닿지 않게 두기.

제모 부위 소독.

제모 후 재소독.

④ 딥 클렌징 과제 전

양손 소독.

▶ 주의

고마지 사용 시에는 크리넥스 1장을 모델의 오른편 머리에 두고 양손 소독.

⑤ 손을 이용한 매뉴얼 테크닉

양손 소독.

⑥ 팩 및 마무리
필요한 팩을 왜건 앞쪽으로 옮긴 후 양손 소독.

⑦ 팔 매뉴얼 테크닉
수건 끼우고 양손 소독.

⑧ 다리 매뉴얼 테크닉
수건 어깨 쪽으로 올리고 양손 소독.

⑨ 제모
수건 어깨쪽으로 올리고 키친 타월 깔고 양손 소독.
위생장갑 끼기.
장갑 소독.
기구(족집게, 가위) 소독 — 각각의 솜으로 소독하고 트레이 위에 하나씩 두기.
제모 부위 소독.
제모 후 재소독.

⑩ 림프를 이용한 매뉴얼 테크닉
양손 소독.

4장

클렌징

1. 전체 클렌징 순서

▶ 참고

산업인력공단의 지침은 아래와 같다.

순서	작업명	요구내용	시간	비고
2	클렌징	지참한 제품을 이용하여 포인트 메이크업을 지우고 관리범위를 클렌징한 후 코튼 또는 해면을 이용하여 제품을 제거하고 피부를 정돈하시오	15분	도포 후 문지르기는 2~3분 유지할 것

각 실기시험은 각 과제 세부작업별로 정해진 시험시간에 따라 진행되며 각 세부작업별로 시험종료 5분 전을 예고하고 시험시간이 종료되면 시험종료를 선언한다.

각 세부작업은 시험시간 동안 충실하게 관리작업을 행하되 시험시간을 초과시 0점 처리된다.

전체 클렌징 순서는 아래와 같다.

① 양손 소독.

② 위생집게를 이용해 정제수에 적신 코튼 10장을 꺼내어 유리볼에 담는다.

③ 면봉 5개 정도를 꺼내 코튼과 같은 유리볼에 동시에 얹어서 리무버를 적당히 적신다.

④ 면봉과 코튼을 각각 다른 유리볼에 담는다.

⑤ 포인트 메이크업을 꼼꼼히 실시한다. 이때 사용한 면봉과 코튼은 즉시 쓰레기통에 버린다.

⑥ 포인트 메이크업이 끝나면 사용하고 남은 면봉과 리무버가 적셔진 솜은 쓰레기통에 버리고 사용한 유리볼을 왜건 제일 아래칸 흰 바구니에 둔다.

⑦ 유리볼에 클렌징 제품을 덜고 안면 클렌징을 한다.

⑧ 크리넥스 동작을 한다.

⑨ 해면 동작을 한다.

⑩ 온습포 동작을 한다.

⑪ 토너 정리 동작을 한다.

2. 포인트 메이크업 클렌징

제일 먼저 시작은?

양손 소독이다.

양손 소독의 방법은 앞 장에서 자세히 언급해 두었으니 참고하길 바란다.

1) 포인트 메이크업 클렌징

* 포인트 메이크업 리무버로 솜과 면봉 묻히는 방법

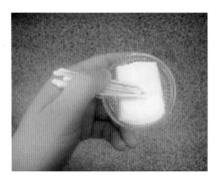

그림과 같이 한 손으로 유리볼을 쥔다. 이때 유리볼에는 사용할 전체 젖은 솜 10여 장과 면봉 5개 정도를 담아 고정시켜야 한다. 다른 손으로 메이크업 리무버를 적신다.

이때 면봉은 머리가 2개이므로 돌려서 다시 한번 리무버를 적셔야 할 것이다.

그 다음 면봉과 코튼을 따로 유리볼에 담아둔 후 작업을 시작하면 편리하다.

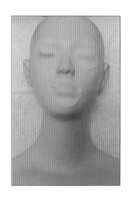

1번 동작 : 모든 소과제의 시작은 양손 소독부터이다.

소독이 끝나면 핀셋을 이용하여 위생솜 10개, 면봉 5개 정도를 한 유리볼에 넣고 한번에 적정량의 리무버를 적셔서 유리볼 하나에는 위생솜을, 또다른 유리볼에는 면봉을 둔다.

이중 5장으로 두 눈과 입술이 충분히 가려지도록 한다. 한 장으로 모델의 눈을 뜨게 하여 아래에 끼우고 다시 그대로 눈을 감게 한 후 남은 반으로 덮고 그 위에 새 솜을 한 장 더 덮는다. 반대편도 동일하게 시행한다. 남은 1장은 입술 위에 둔다.

▶ 주의— 실기시험의 첫 단계이므로 위생적이고 정확히 시연하는 것이 중요하다. 이때 클렌저의 양이 너무 많아 흐를 정도가 되면 고객의 점막을 자극할 수 있고 너무 적으면 효과적인 클렌징을 기대할 수 없다.

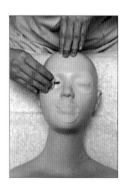

2번 동작 : 고객의 눈 위에 얹혀진 솜 위에 가볍게 2,3,4지를 올려두고 나머지 손은 찬죽 부위에서 헤어라인 방향으로 가볍게 당겨준다. 두 손의 위치가 정해지면 고객의 눈 위에 얹혀진 솜을 표시된 방향으로 돌려서 한 쪽부터 닦아준다. 이때 아래에 속눈썹을 싸고 있던 솜은 버리고 위의 솜은 뒤집어 오른손 중지에 끼운다. (깨끗한 면이 나오도록)

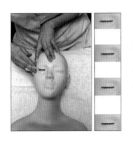

3번 동작 : 오른손 중지에 끼워진 솜으로(왼손은 반드시 지지해야 하는데 2,3지로 그림과 같이 벌려 위쪽에 두거나 왼손 1,2지로 아래에서 벌려둘 수도 있다) 눈밑, 속눈썹 라인, 눈두덩이, 눈썹 라인을 안쪽에서 바깥쪽으로 닦아준다. ＊직접 방향을 동영상을 보며 그려봅시다.

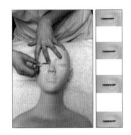

4번 동작 : 유리볼에서 새 솜을 꺼내 중지에 끼운 후 모델에게 눈을 뜨게 한 후 눈 아래를 닦아 점검한 후 뒤집어 깨끗한 부위가 피부에 닿도록 하여 속눈썹 아래에 끼운다. 면봉이나 접은 솜으로 속눈썹 뿌리에서 끝으로 돌리듯이 반복적으로 닦아준다. 필요하다면 면봉을 더 사용해도 무관하다. 또한 절대 비비지 않는다. ＊직접 방향을 동영상을 보며 그려봅시다.

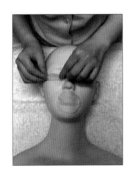

5번 동작 : 면봉을 버리고 속눈썹 아래 깔아두었던 솜을 반 접어 올려둔 후 반대편도 같은 방법으로 시행한다.(2번-5번)

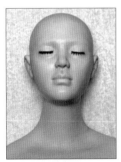

6번 동작 : 동시에 양쪽 눈 위의 솜을 안쪽에서 바깥쪽으로 빼고 모델의 눈을 위로 보게 한 뒤 면봉으로 남아 있을지도 모르는 잔여물을 확인한다. 혹시 남아 있을지도 모르는 잔여물을 위하여 다시 새 솜으로 양 눈을 덮어둔다. 물론 이 동작(새 솜을 덮는 것)은 필수적이 아니므로 생략 가능하다.

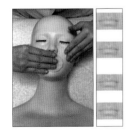

7번 동작 : 왼손은 지창 부위에 고정 후 나머지 손으로 2, 3, 4지로 지그시 눌러 전체적으로 닦아낸다.

닦아낸 솜을 뒤집어 깨끗한 면을 찾아가며 닦아낸다. 왼손 2,3지로 입술을 가볍게 누른 상태에서 면봉으로 그림과 같은 방향과 입술의 결대로 돌려서 닦아준다. ＊직접 방향을 동영상을 보며 그려봅시다.

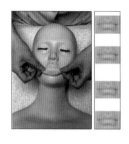

8번 동작 : 새 솜을 꺼내 중지에 끼워 그림대로 아랫입술을 그림대로 돌려 닦아주고 바로 그 솜으로 윗입술도 닦아준다. 그 솜을 뒤집어 깨끗한 면이 나오도록 한 후 반을 대각선으로 접어 그림과 같이 입술 안쪽을 다시 지그재그로 닦아준다. 다시 새솜으로 입술을 전체적으로 한번 더 확인하여 포인트 메이크업의 잔여물이 남지 않도록 주의한다.

9번 동작 : 입술이 정리되면 눈에 덮어둔 솜을 다시 지그시 눌러 닦아 혹시 남아 있을지도 모르는 눈의 잔여물을 확인한다. 또한 포인트 메이크업을 위해 사용한 면봉과 솜을 모두 버리고 이때 사용된 유리볼도 왜건 아래로 내린다. 왜건을 위생적으로 사용하는 것도 채점기준이 될 수 있다.

물론 소독 후 다시 사용도 가능하나 시험에서는 충분한 시간이 없으므로 유리볼을 여유있게 준비하는 것이 좋다.

▶ 주의—이때 리무버 양이 너무 많으면 고객이 불편할 수 있으므로 주의해야 하고 입술 안으로 클렌저가 들어가지 않도록 양을 잘 조절하여야 한다.

2) 시험대비 실전 포인트 클렌징 동작

① 양손 소독하는 방법

양손 소독하는 방법과 포인트 메이크업 클렌징 재료 준비하는 방법이다.

먼저 왼손으로 원형 솜통을 열고 오른손으로 위생집게를 들어 솜통 안의 솜을 꺼내고 왼손에 쥐고 있던 원형 솜통을 다시 닫는다. 그리고 집게로 쥔 솜을 다른 한 손으로 쥐고 알코올 스프레이를 뿌려 집게를 쥐었던 손을 소독한다. 그리고 다시 오른손으로 위생집게를 들어 솜통 안의 솜을 꺼내고 왼손에 쥐고 있던 원형 솜통을 다시 닫는다. 집게로 쥔 솜으로 소독되지 않은 다른 손도 소독한다.

② 포인트 메이크업 클렌징 재료 준비하는 방법

포인트 메이크업 클렌징에 필요한 솜 10여 장을 유리볼에 담고 그 위에 면봉을 올린 후 리무버를 적신다. 리무버가 적셔진 면봉의 머리 부분을 돌려 적셔지지 않은 부위를 한 번 더 적신 후 다른 유리볼에 둔다. 그리고 처음 유리볼에 담겨진 솜을 뒤집어 리무버가 적셔지지 않은 부위를 다시 적신다. 이때 리무버의 양이 너무 적거나 많지 않도록 유의한다.

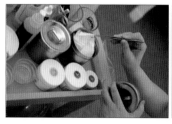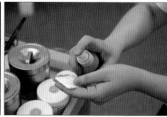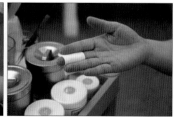

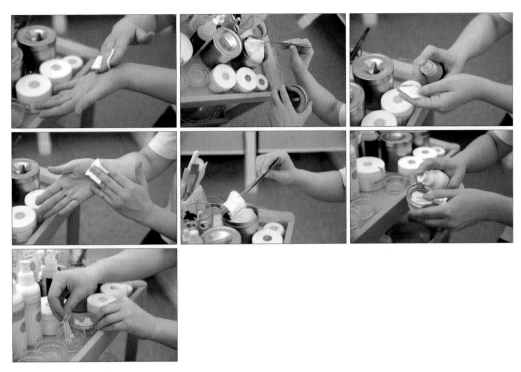

③ 기본베이스 5장 깔기

속눈썹 아래 끼워서 반 접어 올리고 그 위에 다시 새 솜을 덮고 다른 쪽 눈도 같은 방법으로 실시한다. 입술 위에도 올려둔 후 지그시 눌러준다.

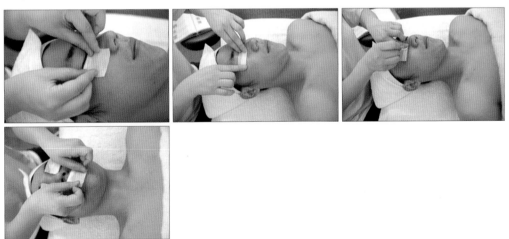

④ 왼손을 미간 사이에 두고 다른 손을 솜을 빼는 방향과 나란히 두고 지그시 눌러 빼준다. 이때 한 쪽 눈의 2장의 밑솜 중에 속눈썹을 감쌌던 솜은 바로 버리고 그 위의 솜으로 눈 아래-아이라인-눈 두덩이-눈썹 순으로 닦아준 후 깨끗한 면이 피부에 닿도록 속눈썹 아래에 끼운 후 면봉으로 눈썹 뿌리에서 아래로 밀어내듯이 닦아준다. 이때 면봉을 비벼서는 안 되지만 사용 갯수의 제한은 없다. 그

리고 그 솜을 다시 반 접어 올려서 여분을 마스카라와 아이라인이 녹아나오도록 한다.

반대편 눈도 동일하게 시행한다.

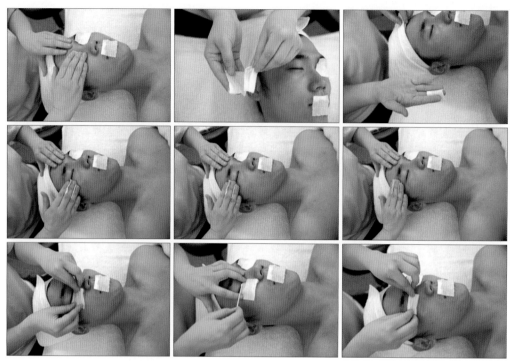

⑤ 양 눈 동시에 바깥으로 빼주기.

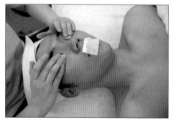

⑥ 재확인

모델의 눈을 뜨게 한 후 면봉으로 눈 아래와 아이라인을 다시 확인하고 필요하다면 다시 중지에 솜을 끼우고 눈 안쪽에서 바깥 방향으로 자연스럽게 다시 한 번 닦아주거나 포인트 메이크업 클렌징을 반복할 수도 있다.

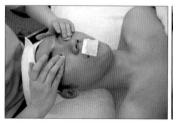
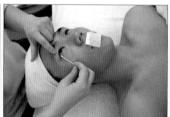
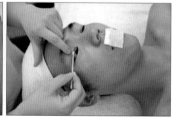

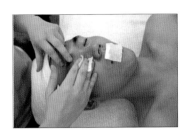

⑦ 립 메이크업 클렌징

왼손을 왼쪽 입가에 두고 오른손은 솜이 빼지는 방향과 동일하게 두어 빼준다. 그 솜의 깨끗한 면을 두 번 접어 입술을 4등분하여 왼쪽을 먼저 각각의 면으로 닦아주고 그 솜을 다시 뒤집어 깨끗한 면이 나오도록 준비한 다음 왼손을 이번에는 오른쪽 입가에 두고 나머지 입술 면을 각각의 솜으로 닦아주고 버린다.

왼손의 2, 3지로 윗입술을 눌러 주름을 펴준 후 면봉을 이용하여 바깥쪽에서 안쪽으로 닦아준다. 다시 왼손의 2, 3지로 아랫입술을 눌러 주름을 펴준 후 면봉을 이용하여 바깥쪽에서 안쪽으로 닦아준다.

새 솜으로 아랫입술 한 번, 다시 윗입술을 한 번 닦아준 후 그 솜을 뒤집어 삼각형으로 만든 후 양손으로 가장자리를 쥔 상태에서 입술 안쪽을 닦아준 후 버리고 면봉과 리무버가 적셔진 솜이 담겨져 있던 볼은 왜건 제일 아래칸에 두고 남은 솜과 면봉은 그대로 쓰레기통에 버린다.

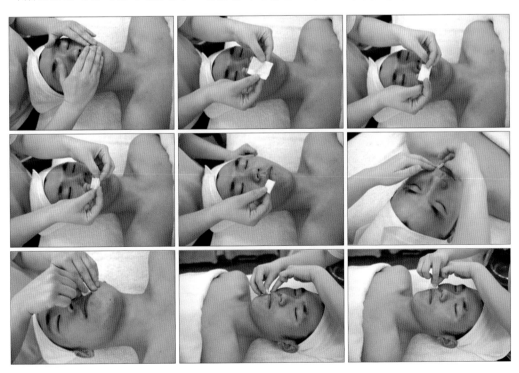

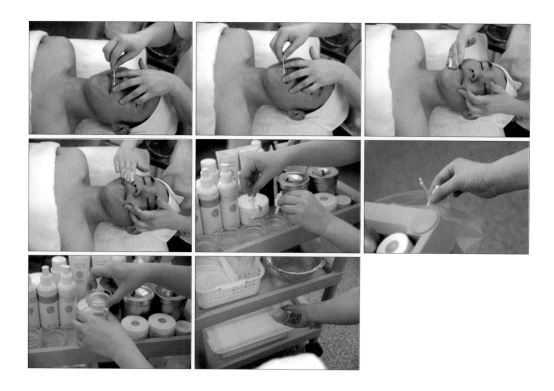

3. 안면 클렌징 동작

1) 안면 클렌징

클렌징 동작을 2~3분 유지하도록 해야 한다.

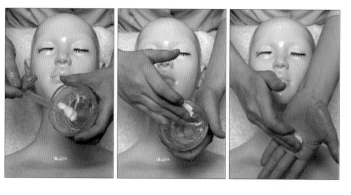

1번 동작 : 적당량을 유리볼에 덜어둔 후 유리볼을 왼손에 들고 피부 표면에 리드미컬하게 발라둔 후 남은 크림을 손에 전부 덜어둔 후 유리볼을 왜건 제일 아래칸에 둔다.

전체적인 도포동작을 실시한다.

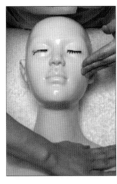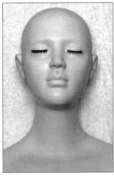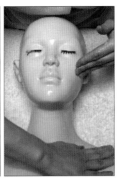

2번 동작 : 한쪽 어깨에 한 손 고정 후 다른 손으로 물결 모양으로 천천히 바이브레이션하고 양손으로 천천히 목 부위를 쓸어올린 후 반대편도 같은 방법으로 실시한다.

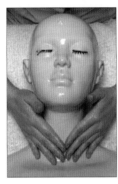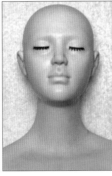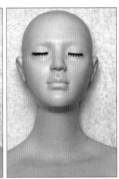

3번동작 : 양손으로 목을 그림과 같이 동시에 쓸어올린 후 양손으로 같은 부위를 번갈아 쓸어올린다.

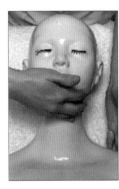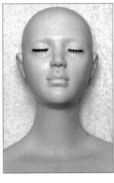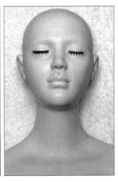

4번 동작 : 한 손 고정 후 다른 손의 2,3지 사이에 턱선을 끼워 걸어올리고 다음에는 인중과 아랫입술에 각각 2,3지를 두어 걸어올린다. 반대편과 동일하게 실시한다.

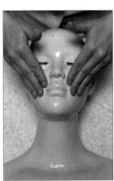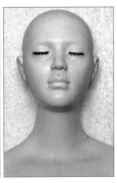

5번 동작 : 양손 2,3,4지를 이용해 수영 방향으로 써클 동작을 가볍고 빠르게 진행한다.(태양혈까지)

＊진행 방향: 턱-입가-코 옆

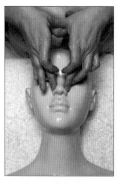
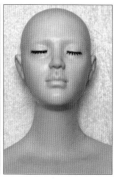

6번 동작 : 양손 3지를 이용하여 콧망울과 코벽 부위를 수영 방향으로 써클동작을 리드미컬하게 진행한다.

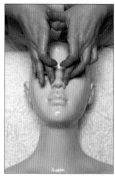
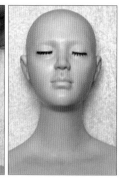

7번 동작 : 양손 3지를 이용해서 코 벽을 쓸어올리고 내리는 것을 반복한다.(3회)

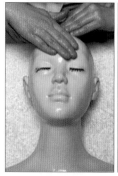
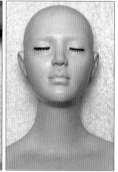

8번 동작 : 양손 3지를 이용해서 콧등을 쓸어올리는 것을 반복한다.(3회)
다음 연결해서 콧등, 코벽을 각각 1회씩 반복한다.

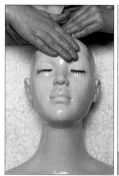
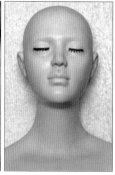

9번 동작 : 이마 쓸기.

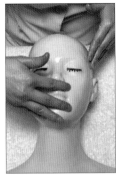 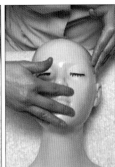 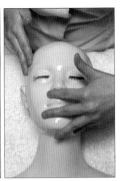

10번 동작 : 4번 동작과 동일.

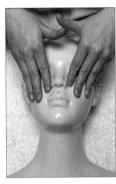 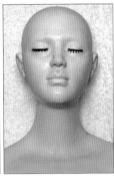 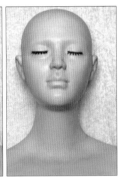

11번 동작 : 반수영 동작으로 턱 끝에서 태양혈로, 입가에서 태양혈로, 코 옆에서 태양혈로 반수영 방향으로 작은 써클 동작하고 콧볼에서 코벽으로 반수영 방향으로 작은 써클 동작한다.

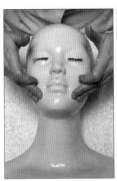 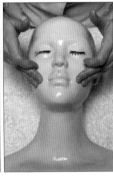 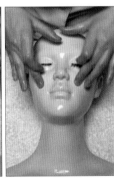 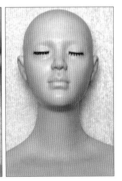

12번 동작 : 구륜근 써클동작-구륜근 상하동작-코 벽 상하동작.

13번 동작

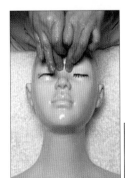

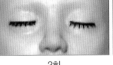 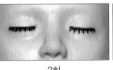 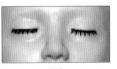

3회   3회   3회

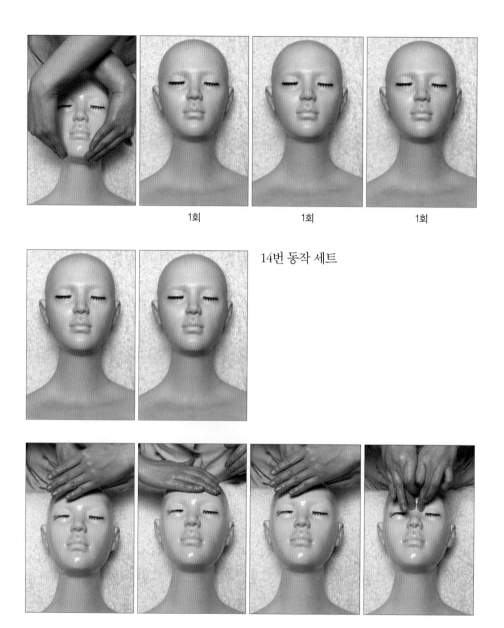

1회   1회   1회

14번 동작 세트

15번 동작 : 왼손 손바닥으로 이마 부위를 돌리고 반대손으로도 같이 진행하고 양손 2, 3지로 정명, 찬죽 부위를 걷듯이 올린다. (힘을 완전히 빼야 한다.)

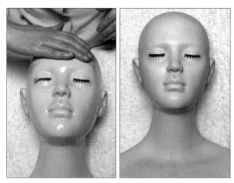

16번 동작 : 손바닥 전체로 이마 쓸어올리기.

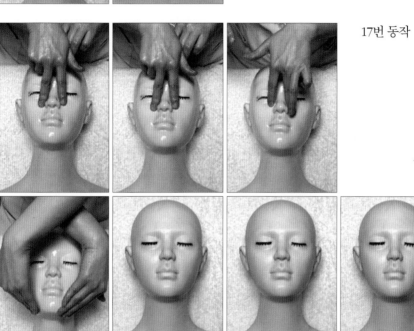

17번 동작

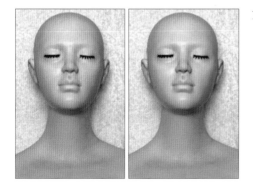

18번 동작 세트

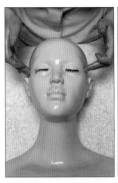 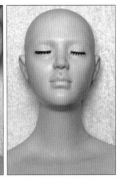

19번 동작: 태양혈 작은 8자.

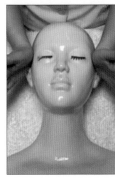 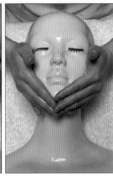

20번 동작: 수근 태양혈 대고 수장으로 얼굴 감싸면서 마무리한다.

＊무엇보다 왜건 상태가 처음과 그대로 유지되도록 무조건 사용한 유리볼이나 코튼이나 면봉 등은 완전히 정리하여야 한다. 그리고 화장품은 사용 즉시 뚜껑을 닫아야 한다.

2) 실전 안면 클렌징 동작

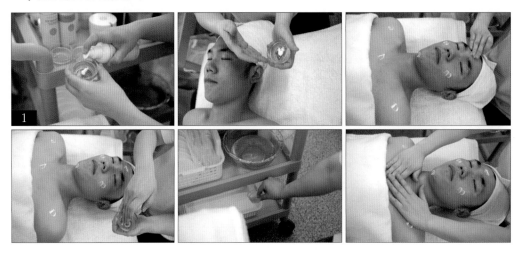

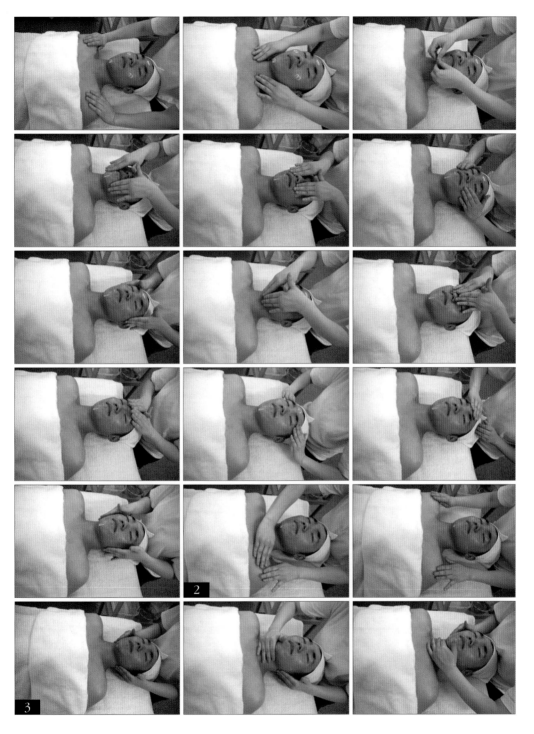

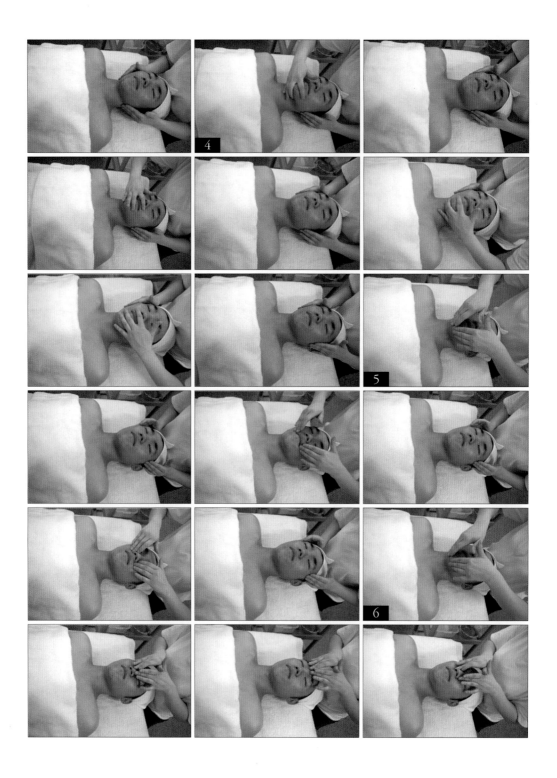

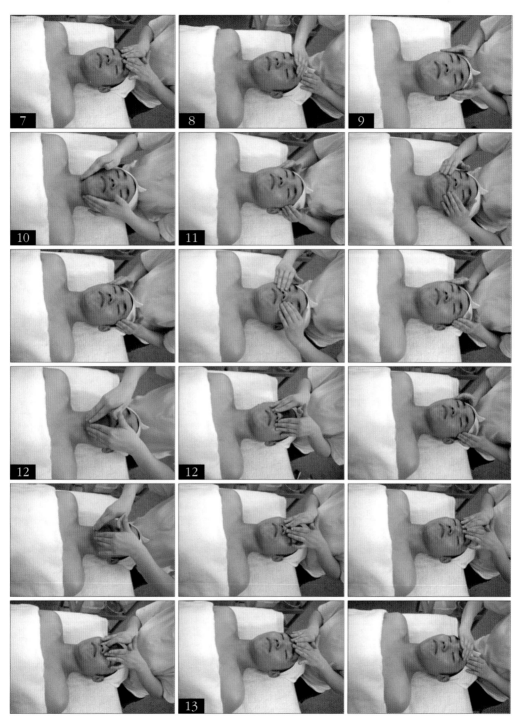

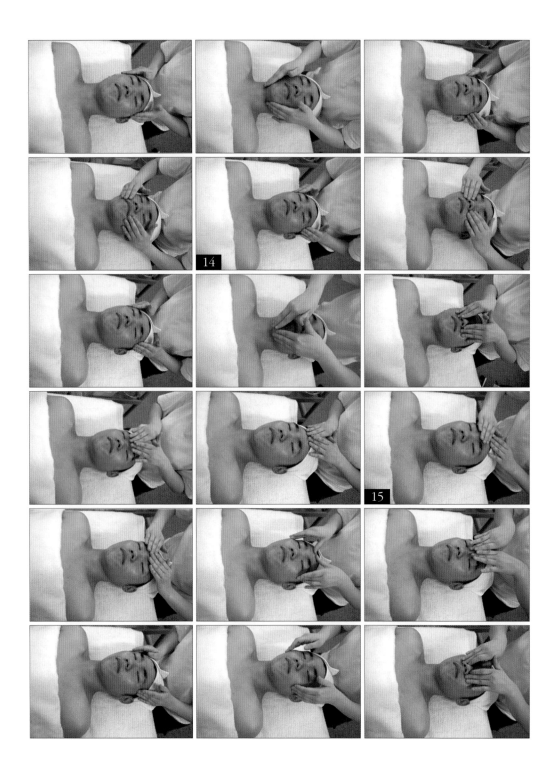

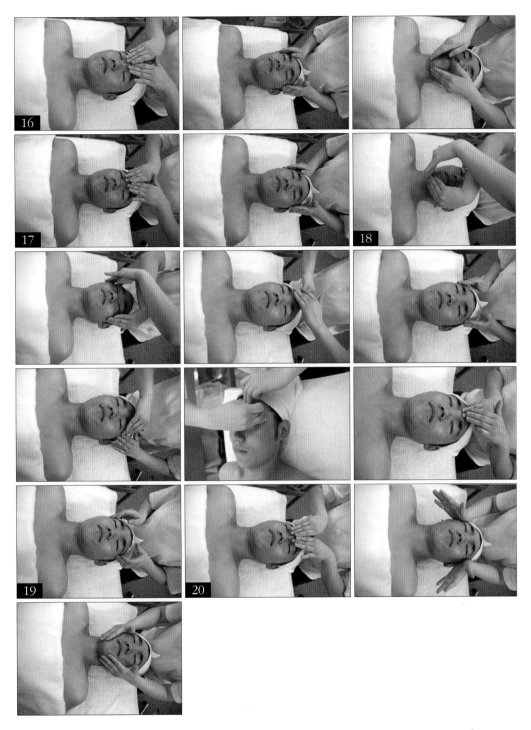

4. 크리넥스 동작

1) 크리넥스 접기 동작

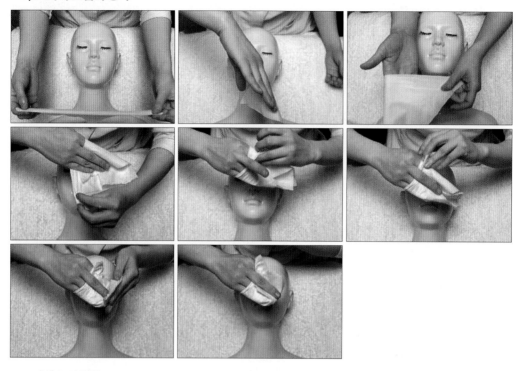

크리넥스 사용법

크리넥스를 사용하는 것이 필수적인 것은 아니다. 하지만 사용하고 나면 해면을 더 깨끗이 사용할 수 있기 때문에 사용하는 것을 권장한다. 단 크리넥스를 너무 강하게 피부에 밀착시켜 밀어내듯 사용하면 오히려 해가 될 수 있으므로 주의하여야 한다. 또한 2장의 크리넥스를 이용하여 첫 장은 눌러준 뒤 본인의 손을 닦아 버리고 나머지 새 크리넥스를 위와 같이 감은 형태로 토너 정리와 비슷한 방법으로 사용하면 된다.

2) 크리넥스 동작

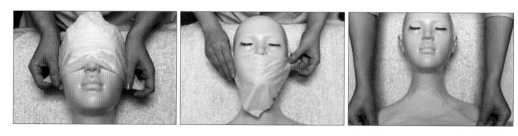

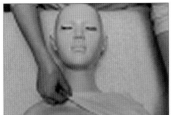
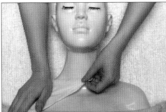
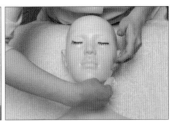

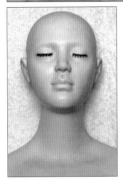

▶ 참고─크리넥스로 누르는 순서

절대 문지르지 말고 가볍게 눌러주는 정도로 마무리한다. 만약 위와 같이 크리넥스로 눌러주려면 삼각형으로 접은 크리넥스로 먼저 눌러주고 새 크리넥스를 한 장 더 꺼내서 그림과 같이 손에 말아 쥔 후 편편하게 해서 크리넥스 누르는 순서대로 눌러준다.

이 크리넥스 동작으로 해면 동작이 자유로울 수 있으므로 반드시 실시하도록 하자.

3) 실전 크리넥스 동작

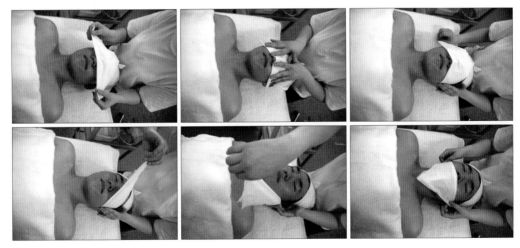

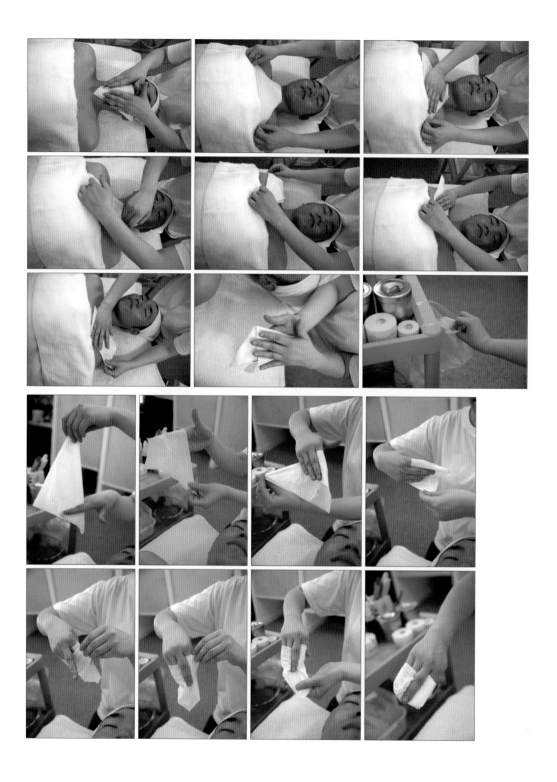

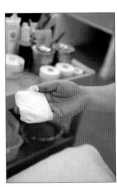

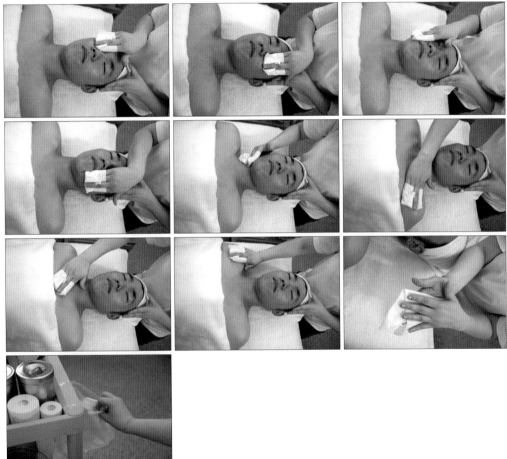

5. 클렌징을 위한 해면 동작

1) 클렌징 해면 동작

클렌징을 위한 해면 동작은 4장으로 실시하게 되는데 첫 번째 해면 동작은 2장은 번갈아가면서 전체적으로 실시하며 다른 2장으로는 두 손 동시에 대칭된 방향으로 점검해가며 턱 밑, 귀, 코 안, 헤어라인까지 꼼꼼히 마무리한다. 또한 해면을 돌려가면서 다른 깨끗한 면을 사용하도록 한다.

(1) 첫 번째 해면 2장

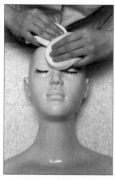
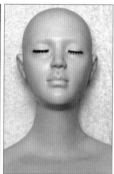

1번 동작

＊해면을 조심스럽게 접촉시키면서 시작한다.

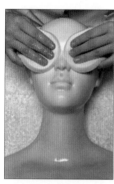
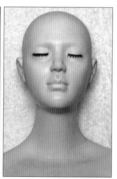

2번 동작

＊원래 해면은 눈과 입술에는 닿지 않는 것이 원칙이지만 국가시험에서는 메이크업 잔여물 여부가 성적에 들어가므로 닦는 것이 유리하다.

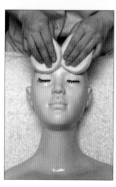
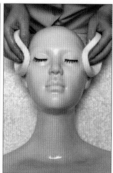
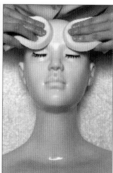
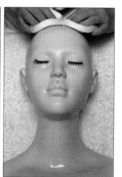

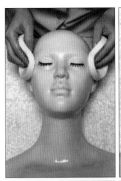
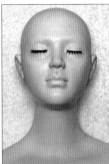
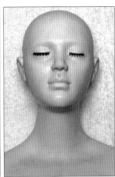
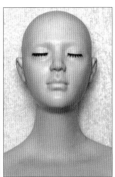

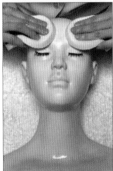
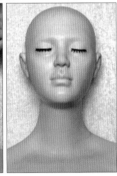

3번 동작

관리사의 왼손 해면 내측으로 모델의 코 오른쪽 측면을 스쳐서 이마로 올라오고 이어서 관리사 오른손 해면 내측으로 모델의 코 왼쪽 측면을 스쳐서 이마로 올라온다.

＊그 해면의 같은 면을 눕혀서 이마를 번갈아 닦는다.

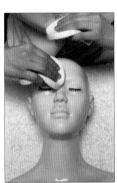
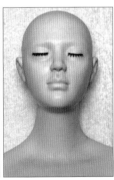
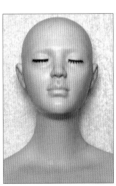
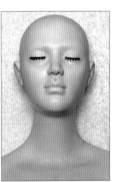

4번 동작

＊양쪽 해면 돌려서 콧등 쓸어내리고 뺨을 닦고 다시 해면 돌려서 입술 위를 화살표 방향으로 닦는다.

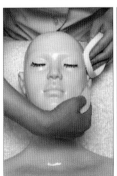
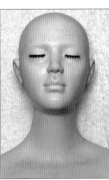
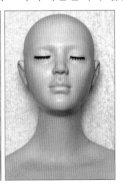

5번 동작

＊다시 해면을 돌려서 턱부분을 화살표와 같이 돌려서 닦는다.

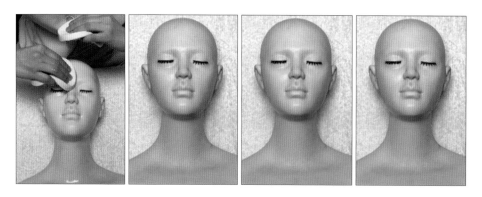

6번 동작

＊반대편도 마찬가지로 콧등을 쓸어내리고 뺨을 닦고 다시 해면 돌려서 입술 위를 화살표방향
으로 닦는다.

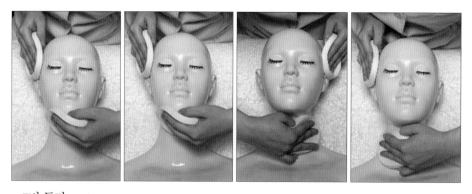

7번 동작

＊다시 해면을 돌려서 턱부분을 화살표와 같이 돌려서 닦는다.

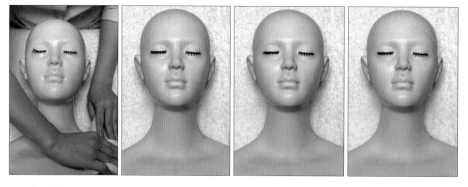

8번 동작

＊해면을 뒤집은 뒤 한면으로 데꼴데를 닦는다.

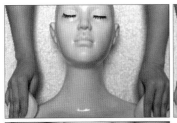
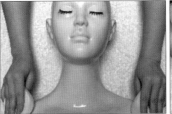
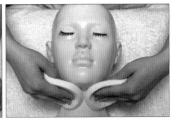

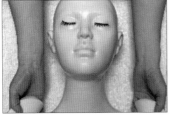

9번 동작
＊다시 해면을 돌려 목을 쓸어올리고 마무리한다.

(2) 두 번째 해면 동작 : 1번째 해면동작과 달리 해면을 돌려 동시에 같은 방향으로 닦아준다.

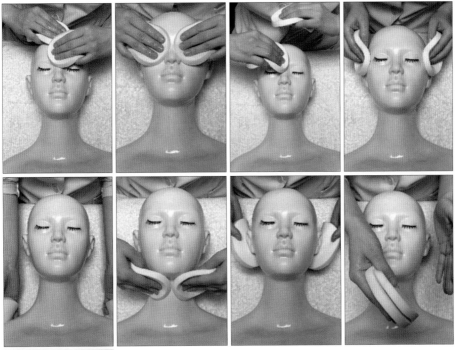

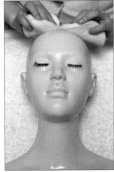

＊화살표대로 해면을 돌려가며 사용하고 특히 귀 뒤, 어깨 뒤, 헤어라인
도 유분기 및 잔여물에 유의한다.

2) 실전 해면 동작

(2) 2번째 해면동작

해면은 젖은 상태로 준비했다가 볼에 물을 적당히 짜서 사용하는데 이때 손등에 물이 많이 묻으면 안 된다.

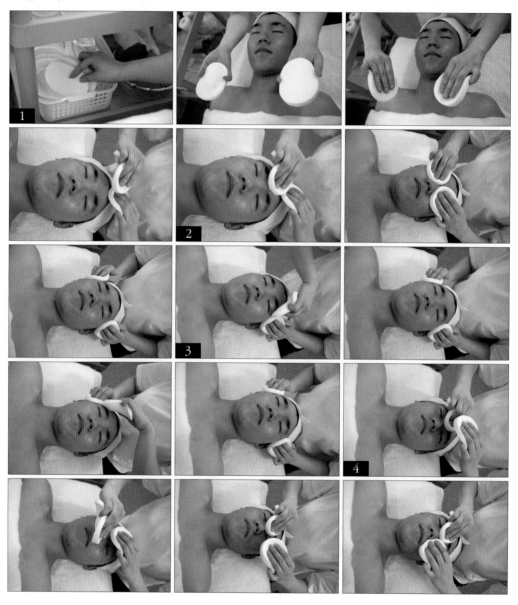

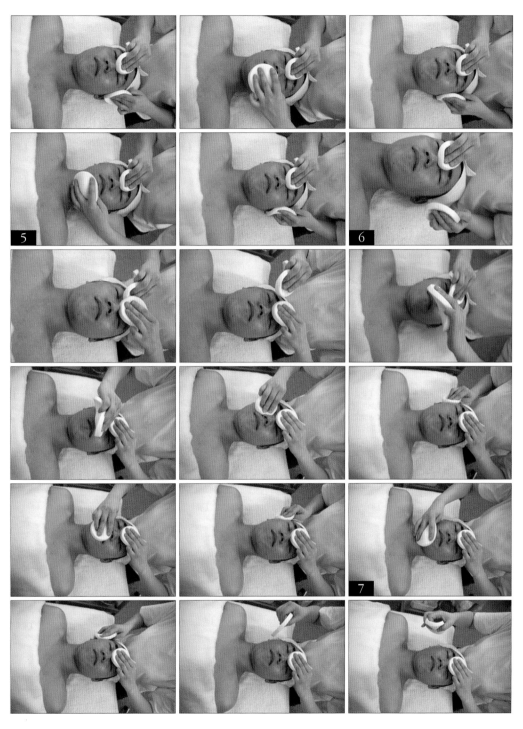

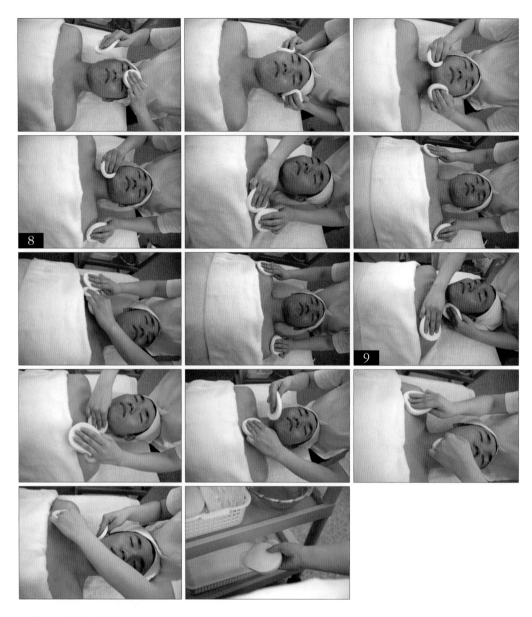

(2) 두 번째 해면 동작

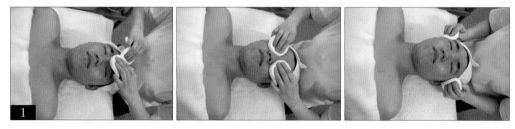

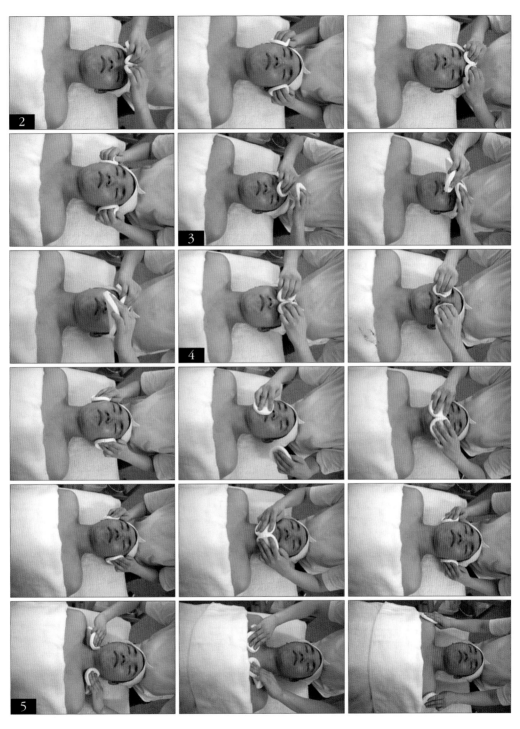

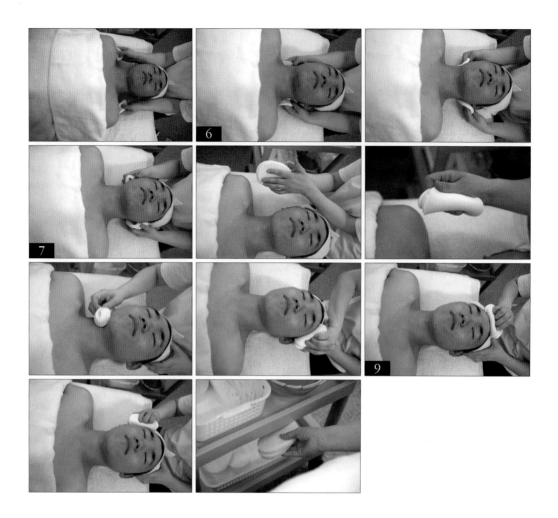

6. 실전 클렌징 후 온습포 사용법

1) 습포 접기동작

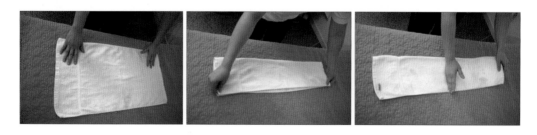

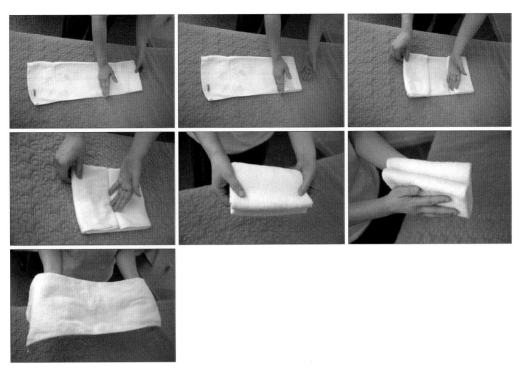

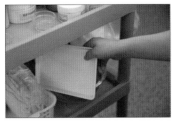

2) 실전 클렌징 후 온습포 사용법

해온습포를 가지러 갈 경우가 아닌 경우 온습포를 사용하면 당연히 감점이다.

(예 : 아하 딥클렌싱시) 그리고 온습포를 가지러 갈 경우 흰색 트레이와 위생집게를 사용하여야 하며 온장고의 자신의 수건만 사용해야 한다.

＊온습포시 온도측정을 반드시 하고 압을 주면 0점처리됨을 유의한다.

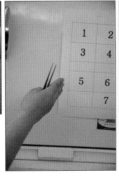
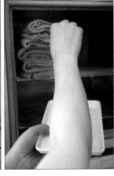
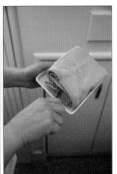

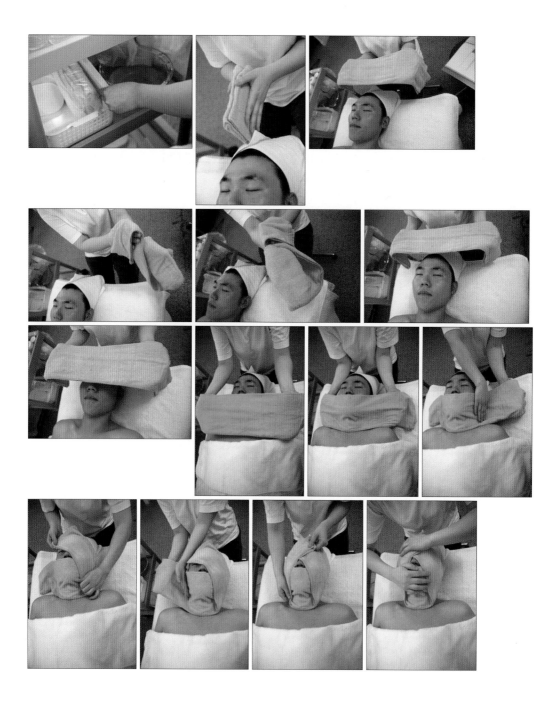

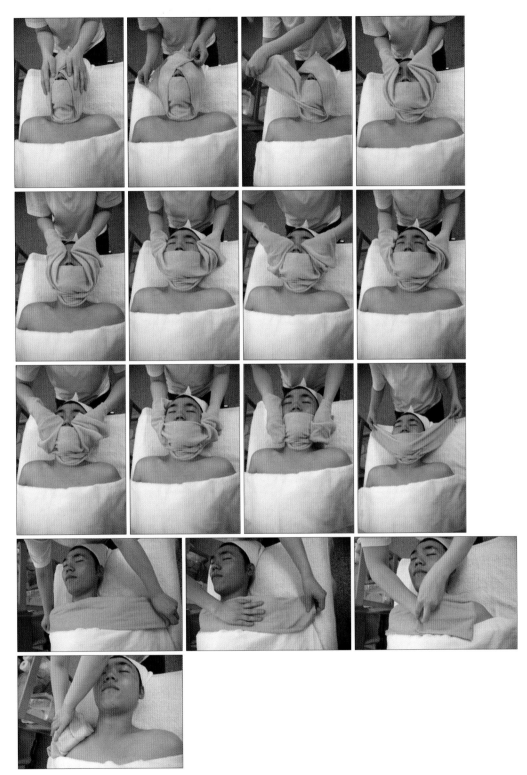

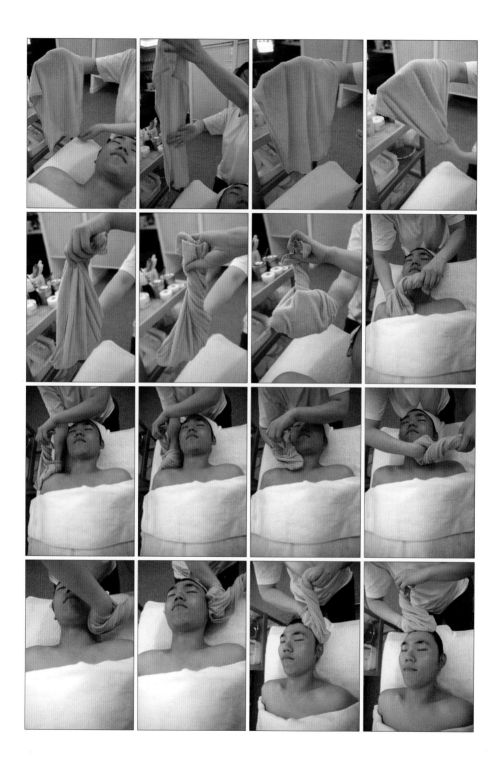

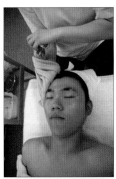

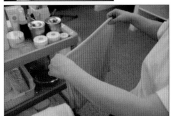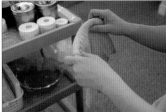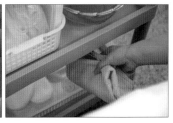

3) 실전 토너 정리 방법

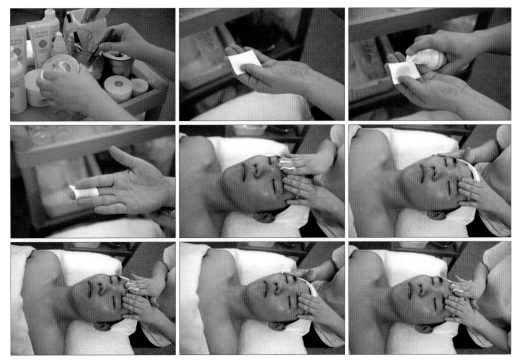

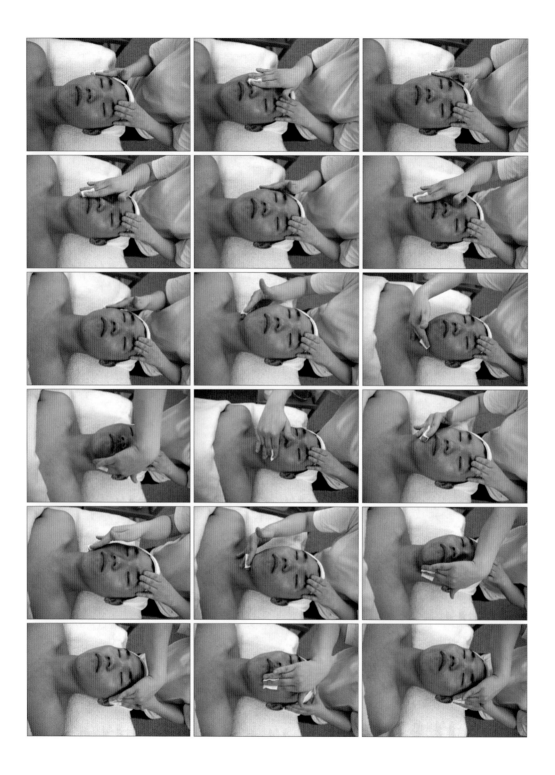

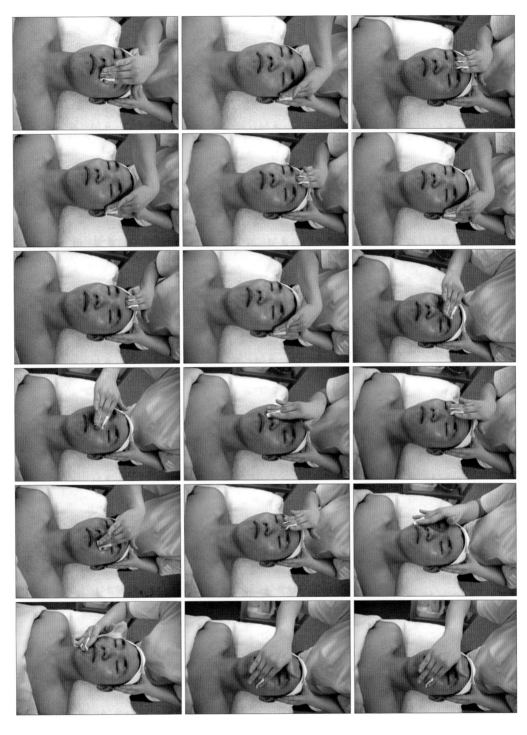

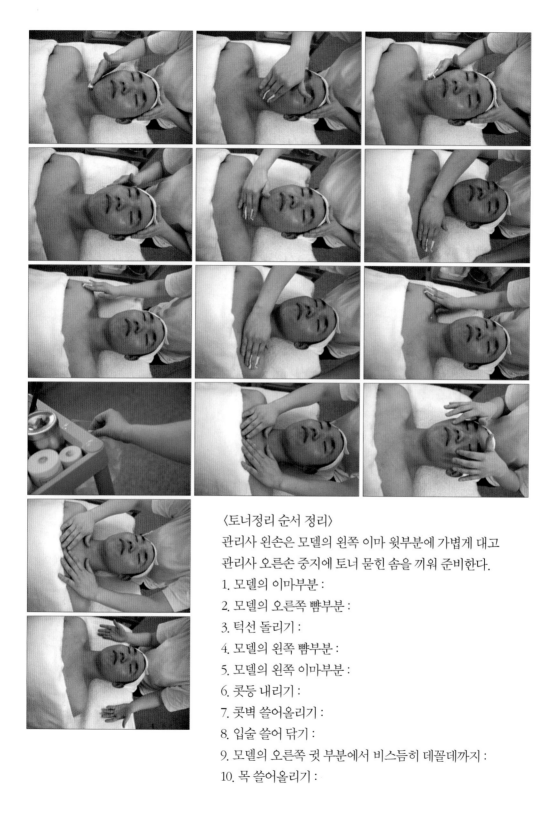

〈토너정리 순서 정리〉

관리사 왼손은 모델의 왼쪽 이마 윗부분에 가볍게 대고
관리사 오른손 중지에 토너 묻힌 솜을 끼워 준비한다.

1. 모델의 이마부분 :

2. 모델의 오른쪽 뺨부분 :

3. 턱선 돌리기 :

4. 모델의 왼쪽 뺨부분 :

5. 모델의 왼쪽 이마부분 :

6. 콧등 내리기 :

7. 콧벽 쓸어올리기 :

8. 입술 쓸어 닦기 :

9. 모델의 오른쪽 귓 부분에서 비스듬히 데꼴데까지 :

10. 목 쓸어올리기 :

5장

눈썹정리

1. 눈썹정리 방법

▶ 참고

산업인력공단의 지침은 아래와 같다.

순서	작업명	요구내용	시간	비고
3	눈썹정리	족집게와 가위, 눈썹칼을 이용하여 얼굴형에 맞는 눈썹모양을 만들고 보기에 아름답게 눈썹을 정리하시오	5분	눈썹을 뽑을 때 감독 확인하에 작업

1) 눈썹정리 순서

① 정리 전 가볍게 소독을 한다.

② 브러시로 눈썹을 방향에 맞게 정리한다.

③ 가위로 정리할 눈썹을 잘라낸다.

④ 족집게로 잔털 등을 정리한다.(3개 정도 제거, 감독위원의 입회 및 지시를 따를 것.)

⑤ 눈썹칼로 넓은 면의 잔털과 모양을 정리한다.

⑥ 털을 뽑은 경우에는 진정크림 등을 가볍게 도포한다.

2) 준비 및 위생

① 작업을 위한 준비가 잘 되어 있어야 한다.

② 작업 시 감염 등을 예비해 위생적인 관리를 하여야 한다.

3) 작업방법 적절성

① 족집게로 털 제거시 털이 난 방향대로 제거하여야 한다.

② 신속성과 텐션을 유지하여야 한다.

③ 눈썹칼을 안전하게 사용하여야 한다.

　＊단, 눈썹칼의 방향은 털의 방향과 관계없이 사용가능함.

④ 현재 얼굴형과 눈썹 형태에 맞게 정리하여야 한다.

　＊새롭게 모양을 만들어낼 필요는 없으며 현재 상태를 크게 벗어나지 않게 정리할 것.

⑤ 잔여물이 남지 않고 마무리가 잘 이루어지도록 한다.

2. 눈썹정리를 위한 소독 및 사전준비

▶ 참고

시험에서의 전체적인 사전준비

▶ 주의─눈썹칼로 미리 정리하게 되면 사전정리한 것으로 간주돼 채점에 불이익이 있을 수 있다. 또한 양손 소독은 각각 솜으로, 기구 소독은 각각의 솜으로 진행하면 된다. 그리고 제모 부위 소독, 제모 후 재소독은 무엇보다 중요하다.

3. 기구 사용법

1) 브러시 사용법

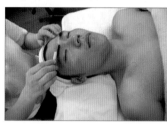 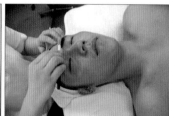

트레이 위에 미리 소독해둔 브러시를 눈썹결 방향대로 안쪽에서 바깥쪽으로 다시 반대쪽으로 빗은 후 마지막으로 원래대로 눈썹결 방향대로 가볍게 빗어내린다. 반대편도 동일하게 시행한다.

사용한 브러시를 왼손에 쥔다.

2) 눈썹가위 사용법

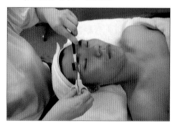 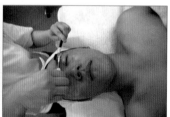

사용한 브러시를 위에서 아래로 눈썹을 쓸어내려 고정한 후 눈썹가위로 가볍게 눈썹숱을 쳐낸다. 사용한 브러시와 가위는 소독하기 전 장소인 웨건 위 정해진 장소에 둔다.

3) 족집게 사용법

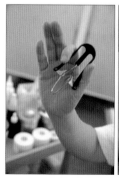 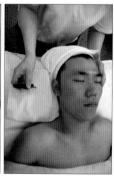 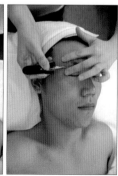 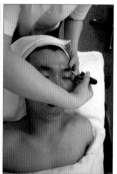

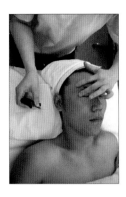

손을 들어 심사위원을 부른다.

왼손의 2,3지로 피부를 단단히 펴준 후 족집게를 이용하여 안쪽에서 바깥쪽으로 당기듯이 뽑아 옆에 둔 트레이 위의 솜에 둔다. 적어도 3개 이상이어야 한다.

다른 쪽도 동일하게 실시한 후 사용한 족집게는 소독하기 전 장소인 웨건 위 정해진 장소에 둔다.

4) 눈썹칼 사용법

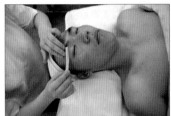 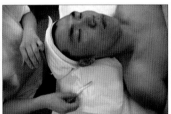

왼손으로 눈썹 부위를 위로 팽팽히 당긴 후 눈썹칼을 위에서 아래로 살살 긁어 내린다.

4. 실전 대비 눈썹정리

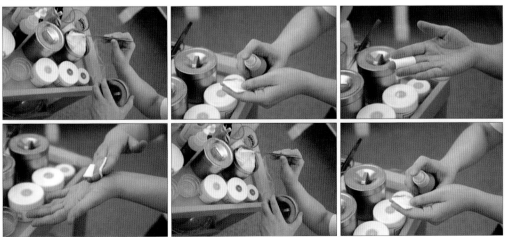

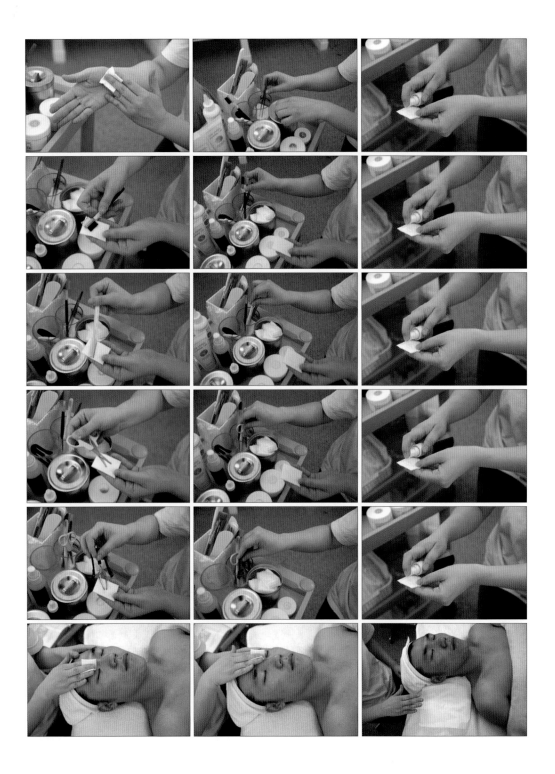

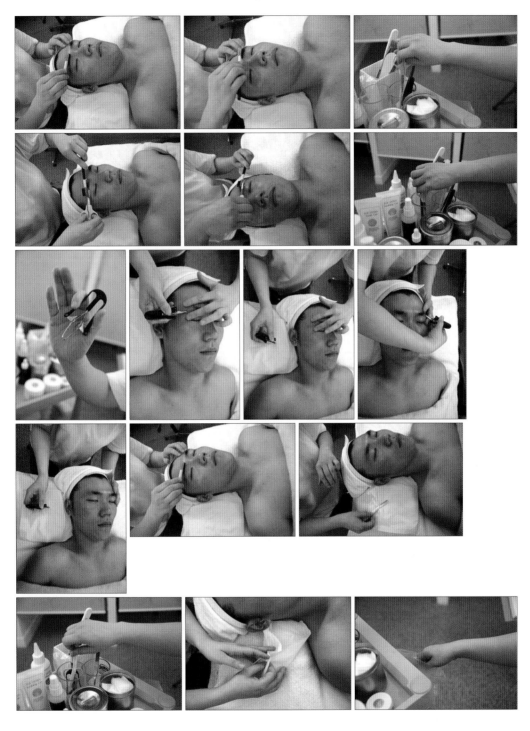

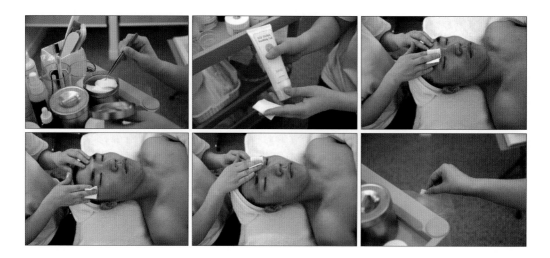

1) 눈썹정리 순서

① 1차 소독

모델의 머리 오른편에 트레이를 두고 크리넥스 한 장을 깐다.

양손 소독.

기구 소독(눈썹칼, 족집게, 브러시, 눈썹가위)을 하여 트레이 위에 둔다.

위생집게를 이용해 솜을 한 장 꺼내 트레이 위에 소독된 기구와 닿지 않게 둔다.

제모 부위 소독.

② 브러시로 빗은 후 왼손에 쥐고 가위로 숱을 정리한다. 사용한 기구는 원래의 장소로 이동시킨다.

③ 족집게를 오른손에 쥐고 왼손을 들어 심사위원을 부른다.

④ 심사위원이 보는 앞에서 양쪽의 눈썹을 각각 3개 이상 뽑는다.

⑤ 눈썹칼을 사용하여 정리한다.

⑥ 2차 소독(재소독).

⑦ 진정젤 바르기.

⑧ 휴지 및 트레이 정리하기.

5. 시험에서 눈썹정리 시 주의사항

1. 일단 시간이 5분이다. 시간 안에 끝내지 못하면 0점이다.

2. 그렇다면 빠르고 신속하고 진행해야 한다.

3. 눈썹가위, 눈썹칼, 족집게 모두를 소독 후 사용해야 한다는 뜻이다.

4. 또한 제모 부위 소독과 제모 후 재소독, 진정젤 도포는 흔히들 잘 잊기 때문에 완전히 몸에 익혀야 한다.

5. 눈썹정리는 아주 조금만 해야 시간 안에 마칠 수 있다.

6. 그리고 마지막에 목 옆의 크리넥스와 트레이를 정리하는 것을 잊지 말아야 한다.

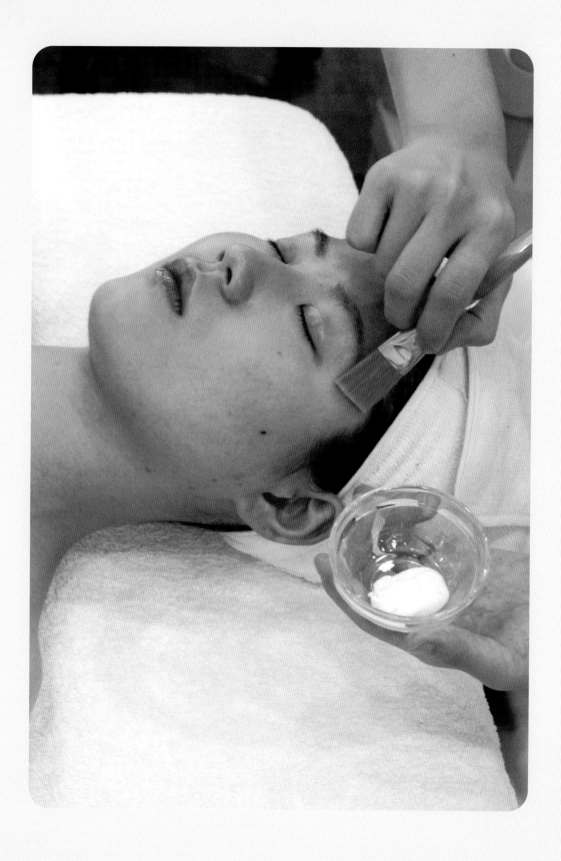

6장

딥 클렌징

1. 딥 클렌징 전체 설명

▶ 참고

산업인력공단의 지침은 아래와 같다.

순서	작업명	요구내용	시간	비고
5	딥 클렌징	스크럽, 아하, 고마지, 효소의 4가지 타입 중 지정된 제품을 이용하여 얼굴에 딥 클렌징을 한 후 피부를 정돈하시오	10분	제시된 지정타입만 사용

각 실기시험은 각 과제 세부작업별로 정해진 시험시간에 따라 진행되며 각 세부작업별로 시험종료 5분 전을 예고하고 시험시간이 종료되면 시험종료를 선언한다.

각 세부작업은 시험시간 동안 충실하게 관리 작업을 행하되 시험시간을 초과시 0점 처리된다.

▶ 주의

지압, 강한 두드림 등의 적절한 안마동작을 하였을 경우 손을 이용한 피부관리는 작업 세부항목 전체 0점.

1) 타입별 제품 선택

시험장에서 지정하는 제품타입을 선택하여 관리해야 한다.

위생적으로 제품을 정확히 선택해야 한다.

2) 관리방법의 적절성

제형에 따른 사용방법이 정확해야 한다.

효소 : 온도, 습도, 시간 유지의 적절한 관리(습포처리)가 되어야 한다.

아하 : 농도를 적합하게 사용하고 제형에 맞는 적합한 도구(면봉, 브러시)로 도포한다.

고마지 : 도포 후 일정시간이 지나면 근육의 피부결에 따라 제거한 후 닦아낸다.

＊고마지 사용시 도포는 얼굴에 하되 밀어내는 것은 이마와 오른쪽 볼 부위만을 대상으로 하고 그 외에 도포된 화장품은 물을 가볍게 묻혀 문지른 후 잔여물을 제거(해면과 습포사용)하는 방식을 이용할 것.

스크럽 : 도포 후 러빙작업을 하되 지나친 러빙은 피해야 한다.

필요한 경우 아이패드를 적용해야 한다.

화장품 제거 시 필요한 경우 물로 러빙하여 제거할 수 있다.

3) 마무리 작업

해면 등으로 잔여물을 닦아내야 한다.(필요한 경우 습포를 사용 할 수 있다.)

화장수로 가볍게 토닝해야 한다.

4) 딥 클렌징 범위
얼굴(턱선까지)이 관리 대상이다.

5) 토닝 정돈을 하여야 한다

6) 딥 클렌징 해면 동작

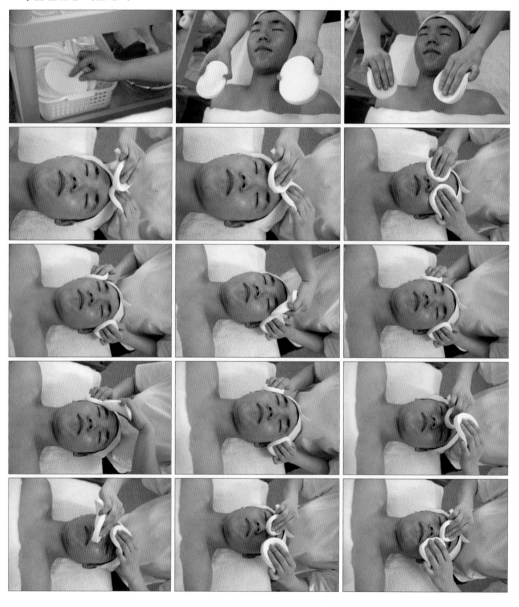

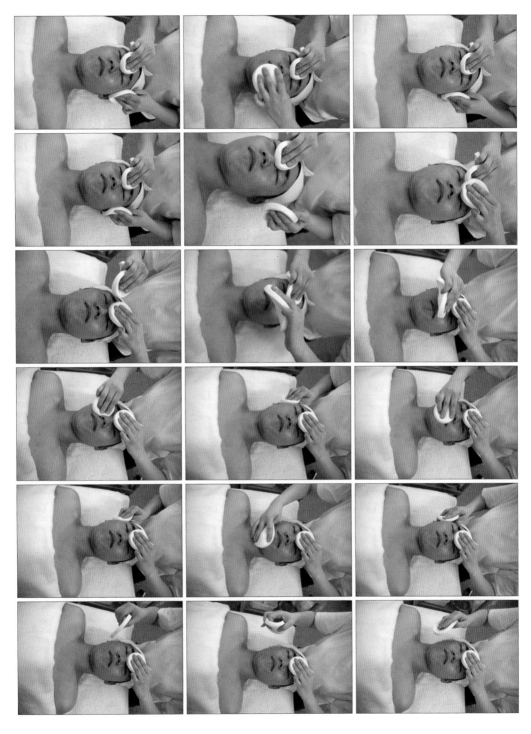

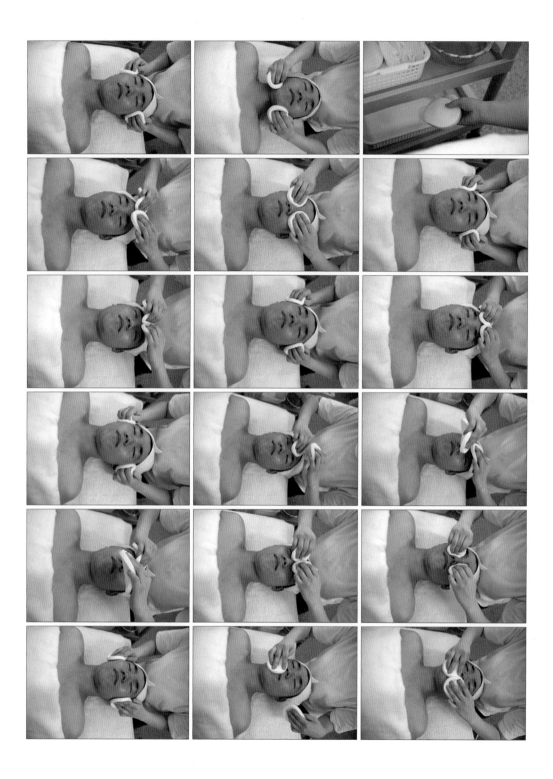

7) 딥 클렌징 습포 동작

아하는 반드시 냉습포를, 나머지는 모두 온습포를 사용하여야 한다.

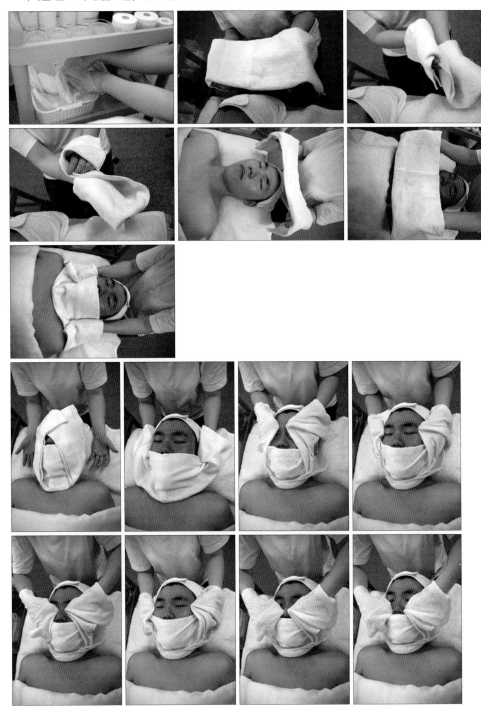

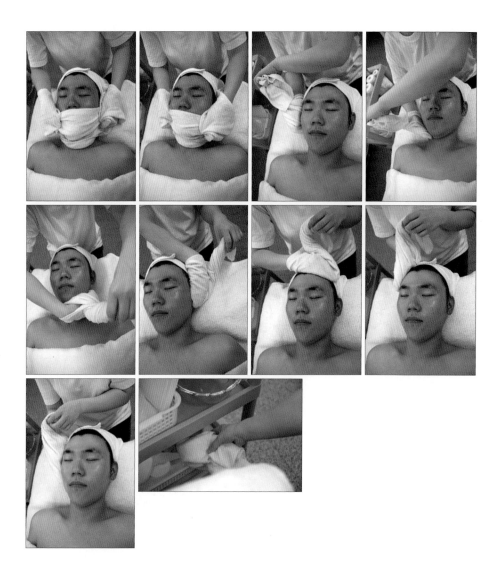

8) 딥 클렌징 토너 정리 동작

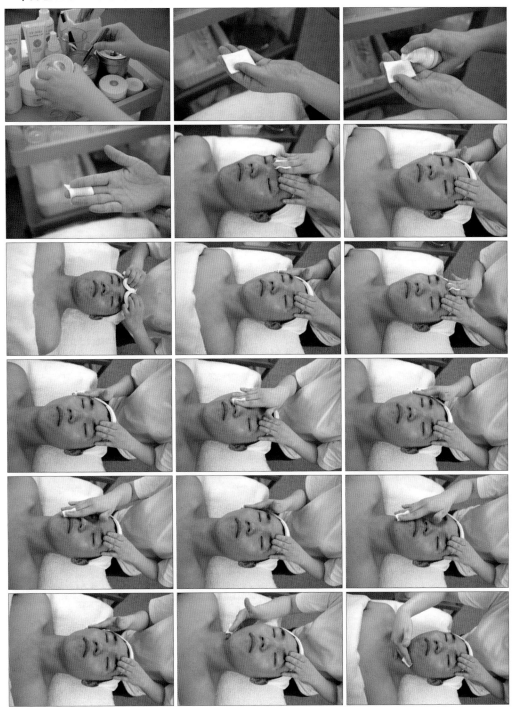

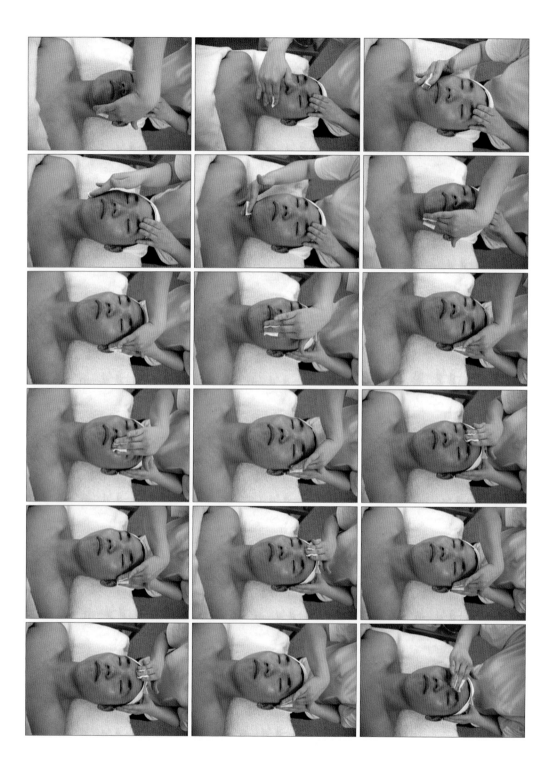

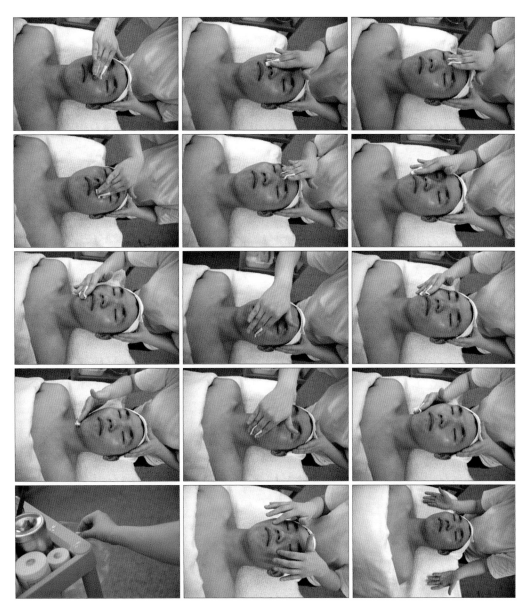

▶ 주의

시험장에 물이 있는지 반드시 확인한다. 미리 작은 물통에 물을 담아가도 된다. 간혹 본인이 가지고 간 물을 사용하지 못하게 하는 공무원도 있으니 시험장마다 융통성 있게 대처해야 한다.

시험장에서 지정해주는 피부타입과 딥 클렌징제로 실시해야 한다.

아하나 효소 등을 사용 후 모델의 피부가 많이 예민해지거나 하면 감점요인이 될 수 있다고 하니 본인이 가지고 갈 제품을 잘 선택해서 충분히 모델과 실습을 해보아야 한다.

그렇다고 한번에 4가지를 모두 연습해서 시험도 보기 전에 모델 피부에 이상이 생기면 곤란하므로 주의해야 한다.

2. 아하를 이용한 딥 클렌징

① 양손 소독(아하는 다른 딥 클렌징 방법에 비해서 조금 일이 적다. 그래서 작업시간이 단축될 수도 있다. 아시다시피 작업시간의 90% 이상을 사용하여야 하므로 이때 양손 소독 등의 시간을 약간 더 끌어도 좋겠다.)

② 터번 정리가 필요하다면 하고 만지고 나면 다시 양손 소독을 해야 한다. 터번 정리가 필요 없다면 그대로 둔다.

③ 아이패드를 토너에 적신 후 덮기.(이때 흐르지 않을 만큼의 충분한 토너양이 되어야 눈에 잘 접착될 수 있다. 너무 얇아서 비치는 건 곤란하다. 다른 딥 클렌징 방법과 달리 아하는 반드시 제품 도포 전에 패드를 완성해야 한다. 불이행 시 감점요인이 된다.)

④ 유리볼에 아하 용액을 약간 덜고 팩 바르는 방향과 동일하게 얼굴에만(목 아님) 브러시로 바른다. 이때 겹치지 않게 주의한다.

⑤ 도포 후 심사위원이 "5분 남았습니다"라고 멘트할 때까지 기다린다.

⑥ 아이패드를 최대한 넓게 돌려 제거한다.

⑦ 해면 2장으로 우선적으로 잔여물을 닦아낸다(얼굴만).

⑧ 해면 4장으로 얼굴, 턱밑, 귀, 헤어라인을 차례로 닦아준다(얼굴만).

⑨ 웨건 2번째 칸의 냉습포를 꺼내어 온도를 손목 안쪽에 측정한 후 잠시 덮어둔다. 이때 속으로 10초 정도 기다린다(진정효과). 다음은 습포동작을 가볍게 한다(얼굴만).

▶ 참고

온장고에서 꺼내지 않은 습포는 모두 냉습포로 간주한다. 그러므로 시험장에 오기 전 팩용과 아하용 냉습포를 2장, 온습포용 6장을 미리 준비해 각각의 지퍼백에 넣어와서 냉습포용 지퍼백은 웨건 2번째 칸에, 온장고용 지퍼백은 온장고에 비번을 써서 넣어둔다. 절대 이름을 써둬선 안 되며 간혹 비닐을 빼서 온장고에 두라고 하는 경우도 있으므로 공무원들의 오리엔테이션을 잘 경청해서 지시에 융통성 있게 대처해야 한다.

  ⑩ 얼굴 토너 정리

  ▶ 주의

> 이때 딥 클렌징의 관리범위는 얼굴이다. 얼굴은 거의 닦거나 누르지 않고 바로 펴서 귀, 턱 아래,
> 헤어라인을 닦고 얼굴만 토너 정돈한다. 딥 클렌징의 관리범위는 얼굴임을 다시 한번 잊지 말길
> 바란다.

3. 고마지를 이용한 딥 클렌징

  ① 모델의 목 옆에 크리넥스 두기(오른쪽).

  ② 양손 소독.

  ③ 모델의 터번을 푼다.(터번의 사용법은 림프를 제외하고는 사실 채점 대상이 아니지만 위생적
으로 사용하는 것을 보일 필요가 있다. 자신 없다면 터번은 건드리지 않는 것이 좋다.)

  ④ 터번에 크리넥스 끼워서 다시 채운 후 양손 소독.

  ⑤ 스파튤라를 이용해 제품 덜어내고 브러시를 이용해 팩 바르는 방법으로 얇게 바른다.
(제품에 따라서 잘 안 마를 수 있으므로 미리 연습해야 한다.)

  ▶ 주의―마를 동안 기다려야 한다.(마르지 않은 상태에서 손대면 처치 곤란이다.)

  ⑥ 토너에 적셔 아이패드 덮기.

  ⑦ 고마지가 마르면 왼손 2,3지를 벌려 피부를 팽팽히 한 상태에서 오른손 3,4지로 피부결 방향대로
이마와 오른쪽 뺨을 밀고 가볍게 털어낸 후 크리넥스를 제거한 후 나머지 부분은 물로 러빙한다.

  ⑧ 아이패드를 넓게 제거한다.

  ⑨ 해면 2장으로 우선적으로 잔여물을 닦아낸다(얼굴만). 새로운 해면 4장으로 얼굴, 턱 밑, 귀, 헤어
라인을 차례로 닦아준다(얼굴만).

  ⑩ 온습포(흰색 쟁반, 집게)―온도 손목 안쪽 측정.

  ⑪ 전체 토너 정리.

  ▶ 주의

> 너무 일찍 끝나면 안 되므로 작업시간의 90% 이상을 써야 한다.

1) 고마지를 이용한 실전 딥 클렌징 방법

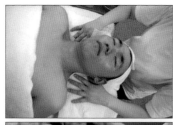

고마지를 이용한 딥 클렌징 시 모델의 오른쪽에 크리넥스를 둔다.

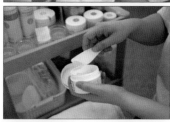

제품을 덜 때 되도록 웨건에 두고 덜어낸다.

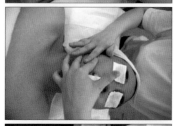

고마지를 밀어낼 때는 반드시 정확한 텐션을 줘야 한다.

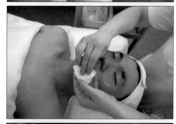

고마지를 밀어내는 작업 후에는 아이패드를 한 채 가볍게 러빙 후 아이패드를 최대한 돌려서 넓게 닦아내야 한다.

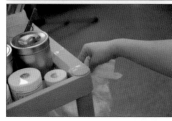

마지막에 쓰레기 정리도 잊어서는 안 된다.

4. 효소를 이용한 딥 클렌징 방법

① 양손 소독.

② 적정배율로 정제수와 효소 파우더를 갠다.(요플레 정도의 농도가 적당하며 너무 묽으면 흘러내려 닦기 곤란하고 너무 강하면 필링이 과하게 되거나 잘 안 닦이니 주의.)

③ 브러시로 팩 바르는 방법과 동일하게 얼굴에만 바른다.

④ 토너에 적신 아이패드를 덮는다.

⑤ 온습포 가져와서 덮기(이때도 흰 쟁반, 집게, 온도 측정)―살롱에서의 스티머 역할.

⑥ 심사위원이 5분 남았다고 할 때까지 기다린다.

⑦ 덮어뒀던 온습포는 재사용 말고 웨건 아래칸에 버린다.

⑧ 물에 적신 손가락으로 가볍게 러빙 후 아이패드 넓게 제거.

⑨ 해면 동작(효소필링은 닦아둬도 허옇게 남기 쉬우므로 매우 꼼꼼해야 한다).

⑩ 온습포 동작(코 안, 옆, 목 뒤 상세하게 체크).

⑪ 토너 정리 동작.

1) 효소를 이용한 딥 클렌징 방법

① 물론 양손 소독.

② 실전 효소를 이용한 딥 클렌징 실시(아이크림-립 크림 도포-패드 붙이고 제품 도포)

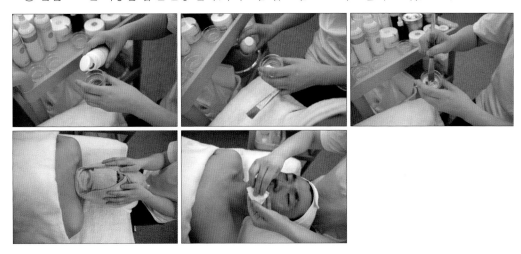

5. 스크럽을 이용한 딥 클렌징

① 양손 소독. 립크림 도포 후,

② 볼에 스크럽 담기.

③ 브러시로 팩 바르는 방법과 같이 도포하기.

④ 아이패드 덮기.

⑤ 약간의 시간을 둔 후 가볍게 러빙(스크럽은 반드시 러빙해야 함)하고 아이패드 넓게 제거.

⑥ 해면으로 꼼꼼히(스크럽은 제품이 남아 있기 쉬우므로 주의해야 하며 잔여물이 남으면 문제가 생김).

⑦ 온습포(흰쟁반, 집게, 온도 측정).

⑧ 토너 정리.

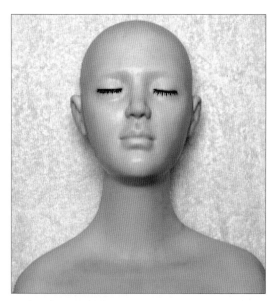

딥 클렌징 도포 방향

▶ 주의

딥 클렌징은 연습을 통해 본인의 속도를 파악하는 것이 성공의 관건이다.

그리고 무엇보다 순서를 잘 익혀둬야 하며 아이패드, 립패드, 언제 어떤 습포를 쓰는지 마무리방법을 잘 알아야 한다.

그리고 해면동작에서 습포, 토너 정리 동작까지 시간 체크를 잘 해두는 것이 좋다.

보통 3분 30초 정도에 맞춰두면 적당하다.

7장

손을 이용한 매뉴얼 테크닉

1. 손을 이용한 매뉴얼 테크닉 전체 설명
2. 실전 안면 매뉴얼 테크닉 ▶

1. 손을 이용한 매뉴얼 테크닉 전체 설명

▶ 참고

산업인력공단의 지침은 아래와 같다.

순서	작업명	요구내용	시간	비고
5	손을 이용한 관리 (매뉴얼 테크닉)	화장품(크림 혹은 오일 타입)을 골라서 관리 부위에 도포하고 적절한 동작을 사용하여 관리한 후 피부를 정돈하시오	15분	

각 실기시험은 각 과제 세부작업별로 정해진 시험시간에 따라 진행되며 각 세부작업별로 시험 종료 5분 전을 예고하고 시험시간이 종료되면 시험종료를 선언한다.

각 세부작업은 시험시간 동안 충실하게 관리작업을 행하되 시험시간을 초과시 0점 처리된다.

▶ 주의

지압, 강한 두드림 등의 적절한 안마동작을 하였을 경우 손을 이용한 피부관리는 작업 세부 항목 전체 0점.

1) 도포의 적합성

위생적인 화장품의 사용이 되어야 한다.

관리 부위에 도포량이 적합하여야 한다.

관리 부위에 신속한 도포를 하여야 한다.

2) 동작의 정확성

손을 이용한 피부관리의 동작이 정확하고 적절하게 사용되어야 한다.

동작 시 자세가 정확해야 한다.

동작간의 연결이 부드러워야 한다.

단 지압, 강한 두드림과 같은 안마유발 동작을 하여서는 안 되며 채점대상도 아님.(만일 이와 같은 동작을 한 경우 세부항목을 0점 처리함.)

3) 관리 동작의 적정성

전체동작 시 밀착감, 속도, 강약, 리듬, 유연성이 있어야 한다―데꼴테(가슴 부위 포함되지 않음)까지.

4) 마무리 작업

습포를 사용하여야 한다.

잔여물이 남지 않게 마무리를 하여야 한다.

＊코 안, 귀 안, 귀 뒤, 턱 밑, 헤어라인 등의 부위에 잔여물이 남지 않았는지 확인해야 한다.

5) 토닝 정돈을 하여야 한다

6) 손을 이용한 관리 시 관리 범위

＊ 실전 시험

① 제일 먼저 양손 소독.

② 손을 이용한 매뉴얼 테크닉.

③ 해면동작 후 습포동작.

④ 토너 정리 동작으로 마무리한다.

2. 실전 안면 매뉴얼 테크닉

① 양손 소독.

② 위생적으로 제품을 덜어내고 매뉴얼 테크닉을 시작한다.

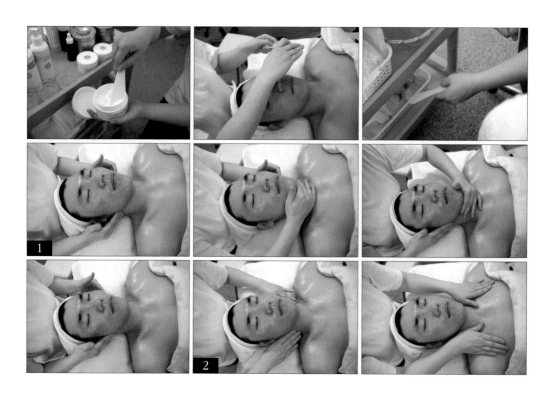

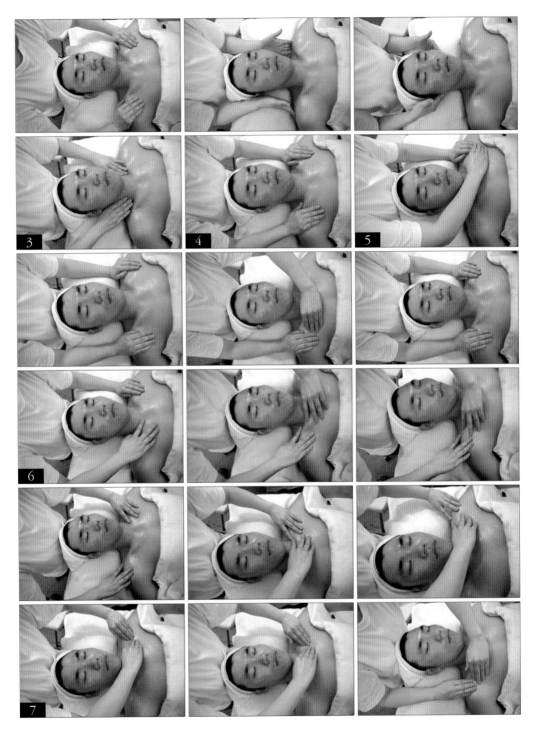

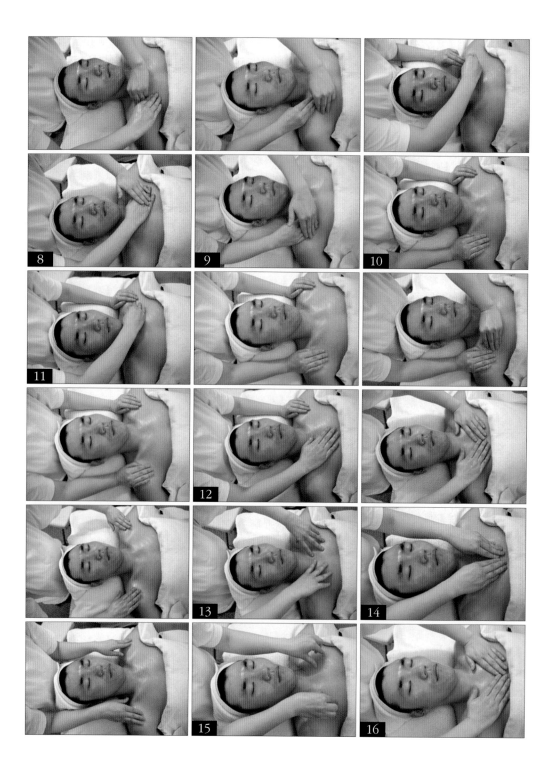

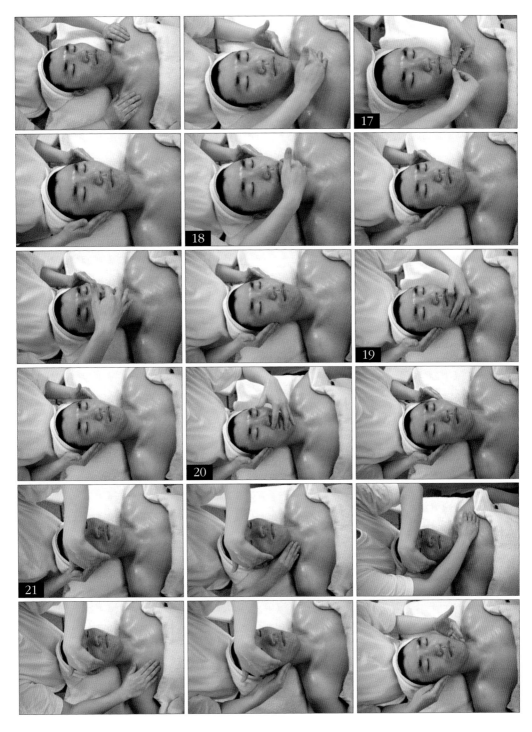

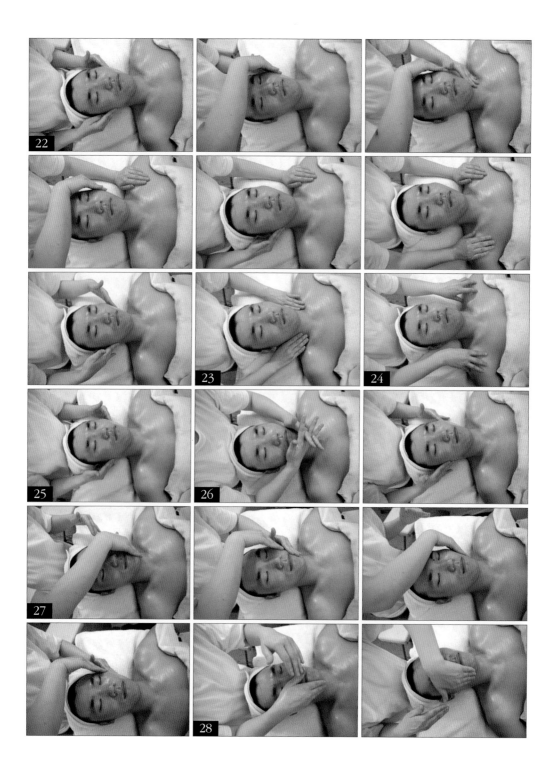

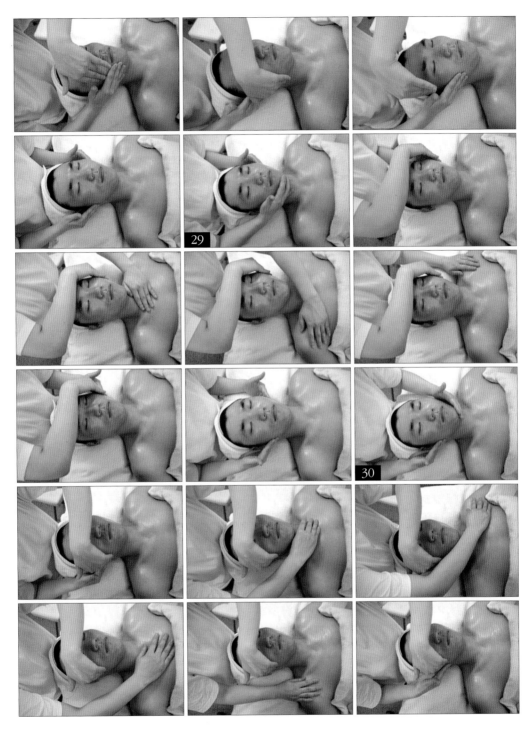

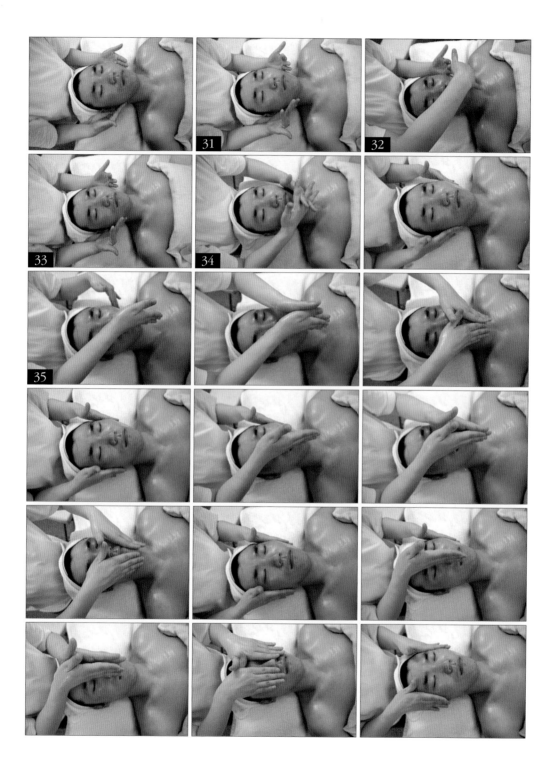

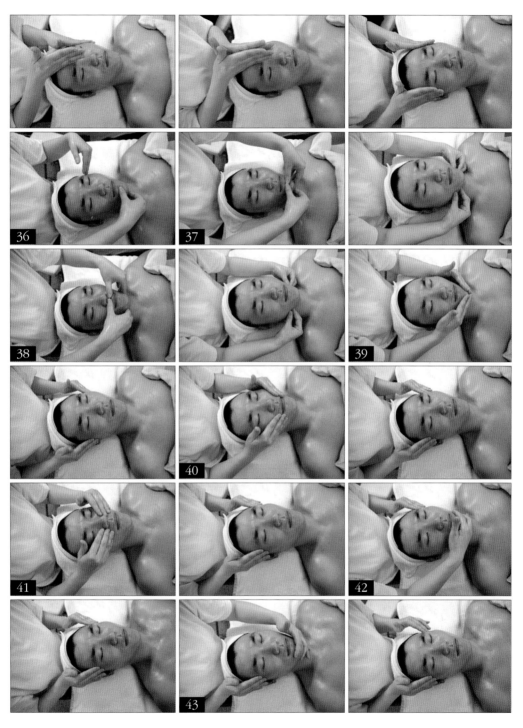

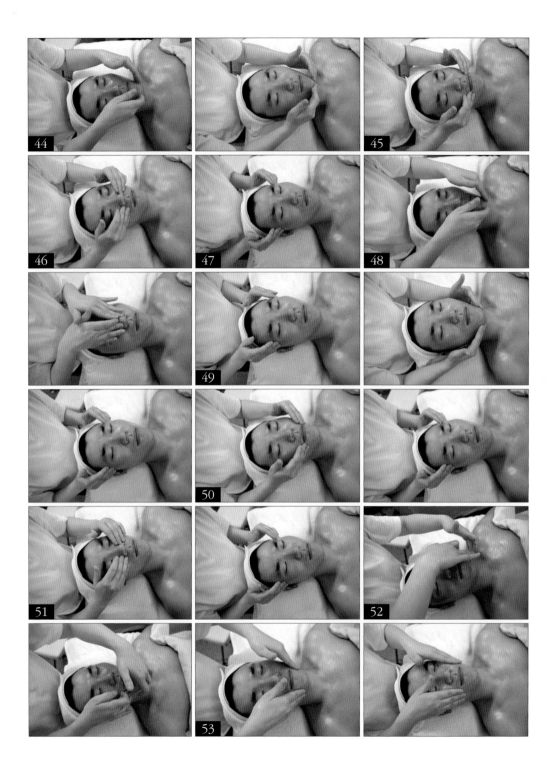

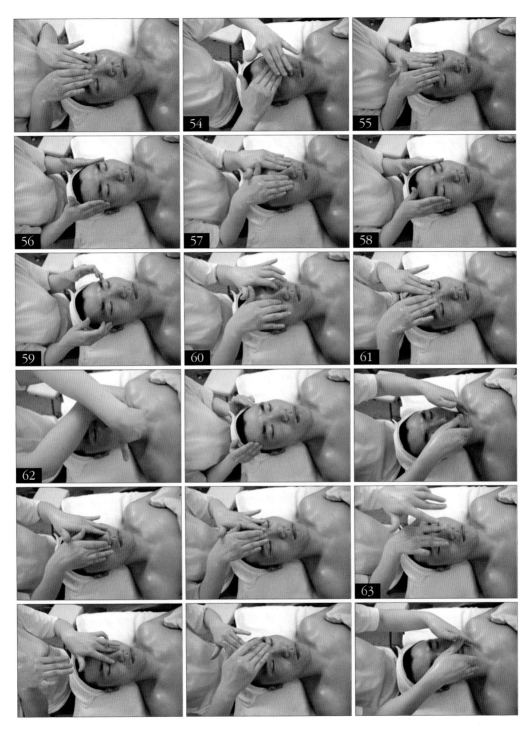

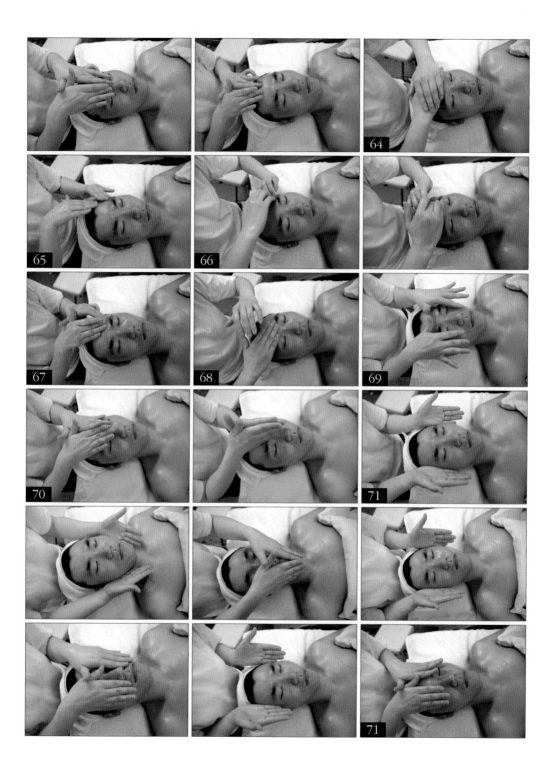

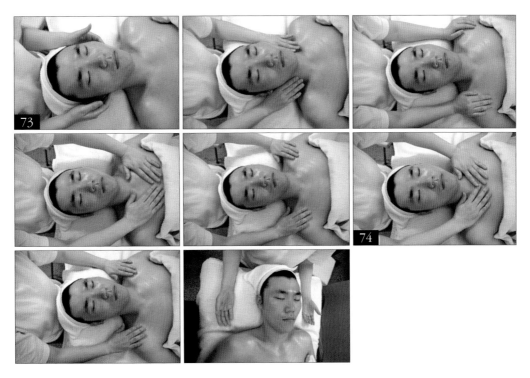

③ 해면 동작(클렌징 시 방법과 동일함).

④ 온습포 동작(클렌징 시 방법과 동일함).

⑤ 토너 정리 동작(클렌징 시 방법과 동일함).

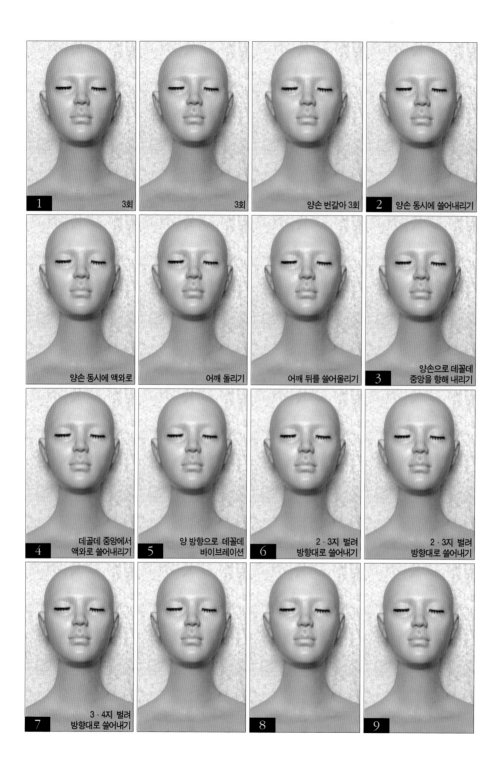

1 3회	3회
양손 번갈아 3회	**2** 양손 동시에 쓸어내리기
양손 동시에 액와로	어깨 돌리기
어깨 뒤를 쓸어올리기	**3** 양손으로 데꼴데 중앙을 향해 내리기
4 데골데 중앙에서 액와로 쓸어내리기	**5** 양 방향으로 데꼴데 바이브레이션
6 2·3지 벌려 방향대로 쓸어내기	2·3지 벌려 방향대로 쓸어내기
7 3·4지 벌려 방향대로 쓸어내기	**8**
9	

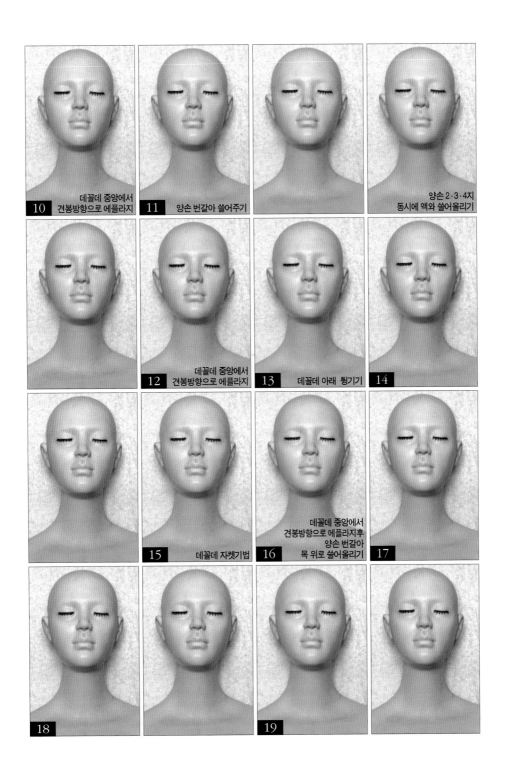

10	데꼴데 중앙에서 견봉방향으로 에플라지	11	양손 번갈아 쓸어주기				양손 2·3·4지 동시에 액와 쓸어올리기
12	데꼴데 중앙에서 견봉방향으로 에플라지	13	데꼴데 아래 튕기기	14	
15	데꼴데 자켓기법	16	데꼴데 중앙에서 견봉방향으로 에플라지후 양손 번갈아 목 위로 쓸어올리기	17	
18		19			

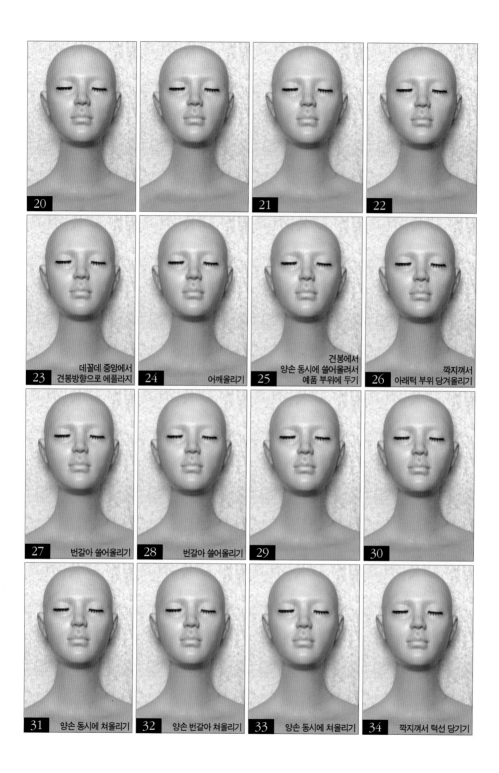

20	21	22
23 데꼴데 중앙에서 견봉방향으로 에플라지	24 어깨올리기	25 견봉에서 양손 동시에 쓸어올려서 예품 부위에 두기	26 깍지껴서 아래턱 부위 당겨올리기
27 번갈아 쓸어올리기	28 번갈아 쓸어올리기	29	30
31 양손 동시에 쳐올리기	32 양손 번갈아 쳐올리기	33 양손 동시에 쳐올리기	34 깍지껴서 턱선 당기기

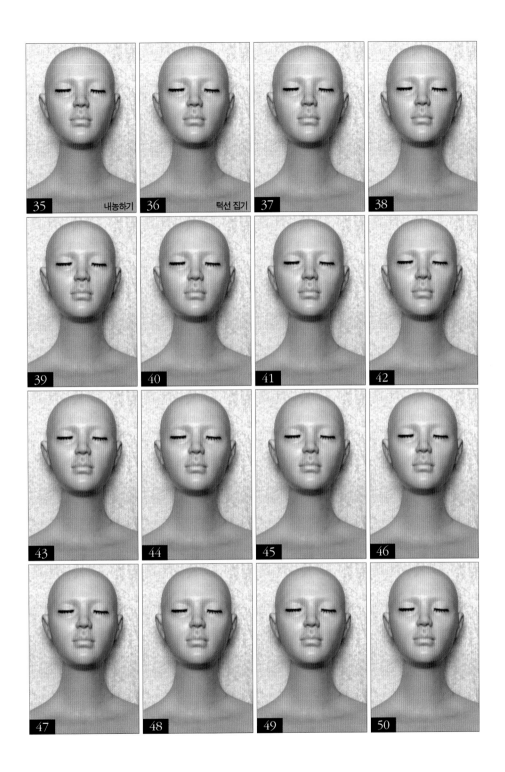

35 내놓하기 36 턱선 집기 37 38

39 40 41 42

43 44 45 46

47 48 49 50

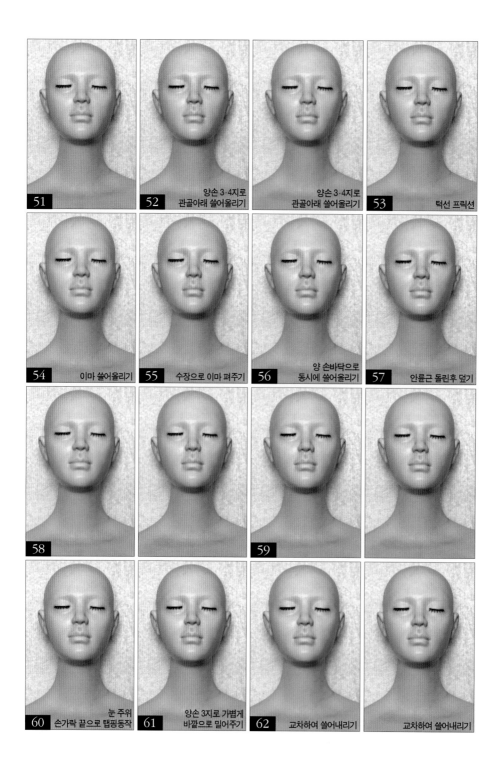

51

52 양손 3·4지로
관골아래 쓸어올리기

양손 3·4지로
관골아래 쓸어올리기

53 턱선 프릭션

54 이마 쓸어올리기

55 수장으로 이마 펴주기

56 양 손바닥으로
동시에 쓸어올리기

57 안륜근 돌린후 덮기

58

59

60 눈 주위
손가락 끝으로 탭핑동작

61 양손 3지로 가볍게
바깥으로 밀어주기

62 교차하여 쓸어내리기

교차하여 쓸어내리기

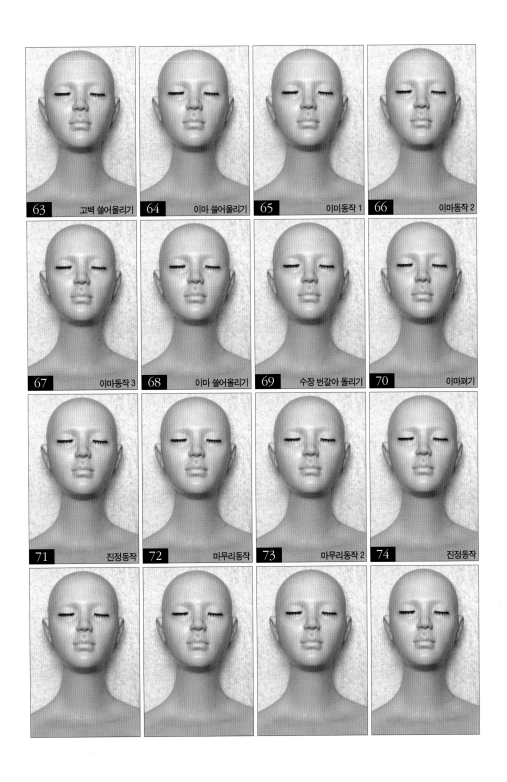

63 고벽 쓸어올리기	64 이마 쓸어올리기	65 이미동작 1	66 이마동작 2
67 이마동작 3	68 이마 쓸어올리기	69 수장 번갈아 돌리기	70 이마펴기
71 진정동작	72 마무리동작	73 마무리동작 2	74 진정동작

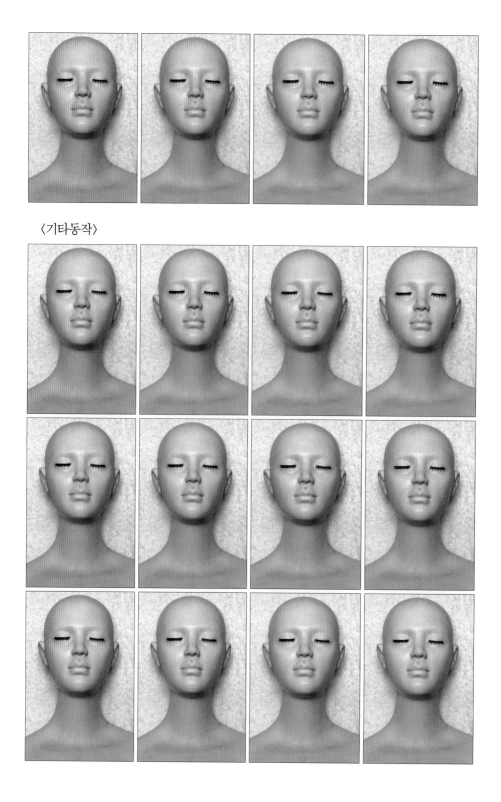

〈기타동작〉

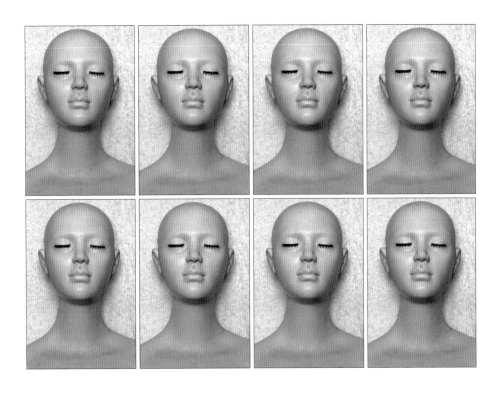

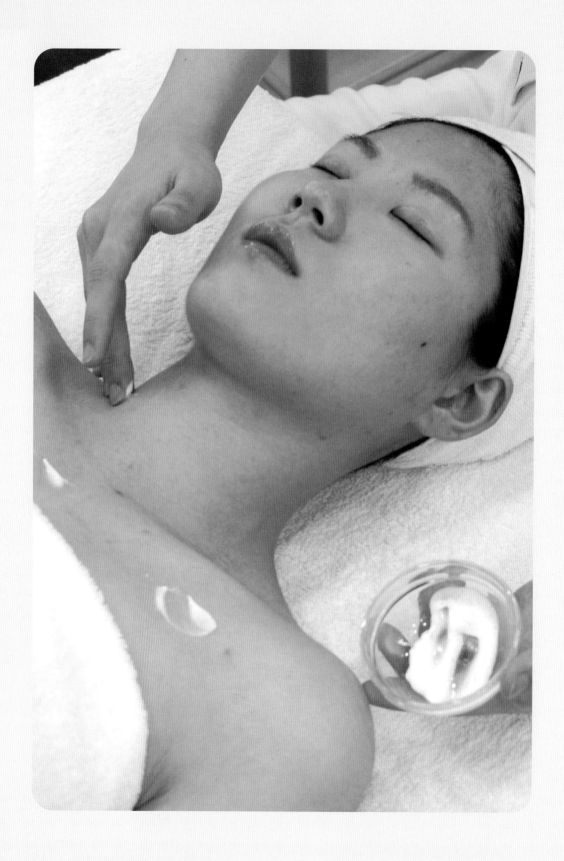

8장

팩 및 마무리

1. 팩 및 마무리 전체 설명 및 유의사항
2. 실전 팩 도포 및 제거 방법 ▶

1. 팩 및 마무리 전체 설명 및 유의사항

▶ 참고

산업인력공단의 지침은 아래와 같다.

순서	작업명	요구내용	시간	비고
6	팩 및 마무리	팩을 위한 기본 전처리를 실시한 후 제시된 피부타입에 적합한 제품을 선택하여 관리 부위에 적당량을 도포하고 일정 시간 경과 후 팩을 제거한 다음 피부를 정돈한 후 최종 마무리와 주변 정리를 하시오	15분	팩을 도포한 부위는 코튼으로 덮지 말 것

각 실기시험은 각 과제 세부작업별로 정해진 시험시간에 따라 진행되며 각 세부작업별로 시험 종료 5분 전을 예고하고 시험시간이 종료되면 시험종료를 선언한다.

각 세부작업은 시험시간 동안 충실하게 관리작업을 행하되 시험시간을 초과시 0점 처리된다.

▶ 주의

지압, 강한 두드림 등의 적절한 안마동작을 하였을 경우 손을 이용한 피부관리는 작업 세부항목 전체 0점.

1) 팩

(1) 팩순서

① 제시된 피부타입에 맞는 팩을 선택한다.

② 적정량의 화장품을 위생적으로 덜어낸다.

도포 부위의 피부결 방향에 따라 적절한 두께로 신속하게 도포한다.

＊도포순서에 따른 채점상의 구분은 없으며 피부 위에 바로 도포함.

도포 시 눈, 입술 부위에 도포되지 않도록 주의하고 보호패드를 적용한다.

③ 일정시간 후 팩을 해면, 습포를 이용하여 제거한다.

④ 팩 제거 후 토닝한다.

(2) 타입별 제품 선택

① 제시된 피부타입에 적합한 제품을 부위별로 위생적으로 사용하여야 한다.

건성, 중성, 지성 팩을 적절히 사용.

② 팩 작업의 적정성.

적절한 도포방법(피부결의 방향을 따라 도포)을 사용하여야 한다.

도포 부위가 적합하여야 한다

도포량(두께)이 적합하여야 한다.

눈 보호를 위한 작업(크림, 패드 등)을 하여야 한다.

③ 팩 마무리작업.

④ 해면과 습포의 사용이 숙련되어야 한다.

잔여물이 남지 않아야 한다.

⑤ 토닝 정돈을 하여야 한다.

＊실전 시험

양손 소독.

아이크림과 립크림 도포.

아이패드와 립패드 토너 적셔 덮기.

팩 스파튤라에 덜어 브러시로 도포 피부결 대로 도포-해면-냉습포-마무리 동작(아이크림, 립크림, 영양크림).

▶ 주의

사용한 팩 제품 웨건 2번째 칸에 제시.(공무원에 따라 다르므로 주의 깊게 경청.)

해면(클렌징 때 해면방법과 동일하다. 절대로 러빙하지 않는다.)

습포(클렌징 때와 동일하나 반드시 냉습포)—토너 정리(클렌징 때와 동일하다.)

2. 실전 팩 도포 및 제거 방법

① 양손 소독 후 아이크림, 립크림 도포 후 토너에 적신 아이패드, 립패드를 붙인다.

② 위생적으로 팩을 덜어 차례로 도포한다.

도포순서는 채점기준이 아니지만 만약 2가지 이상의 다름 팩을 도포해야 할 경우에는 브러시와 스프튤라를 다르게 사용하여야 한다.

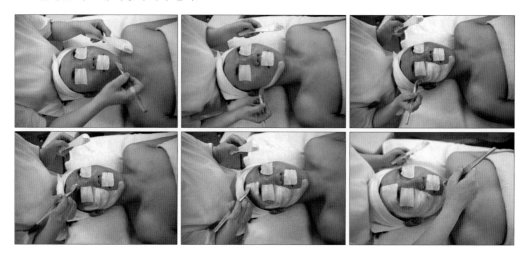

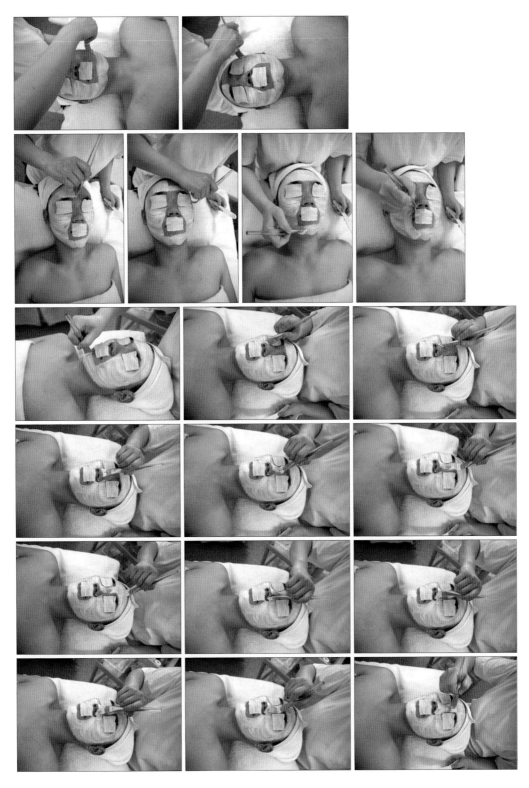

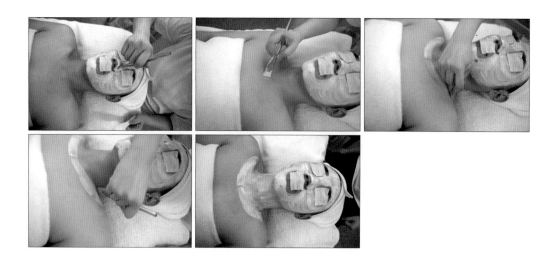

＊팩 바르는 순서 정리

③ 약간의 시간을 둔 후(약 10초) 아이패드와 립패드 제거.

④ 해면으로 팩 제거.(절대 러빙하면 안 된다. 대신 지그시 눌러 물기를 준 후 닦아내는 게 좋다.)

⑤ 반드시 냉습포로 마무리.

⑥ 토너 정리.

⑦ 아이크림과 영양크림 도포 후 마무리.

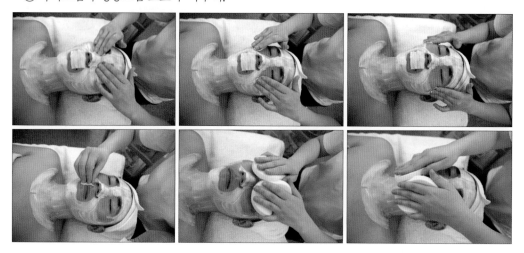

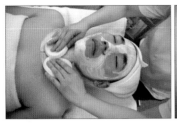
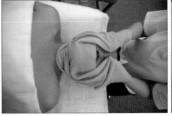
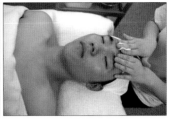

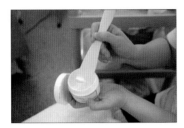

＊ 반드시 냉습포여야 하고 냉습포도 온도측정을 해야 한다.

＊ 토너정리

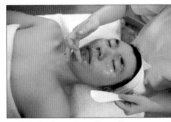
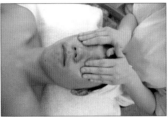
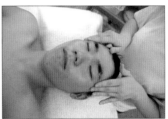

＊ 아이크림 , 립크림 도포―아이크림과 립크림을 같이 사용해도 된다.

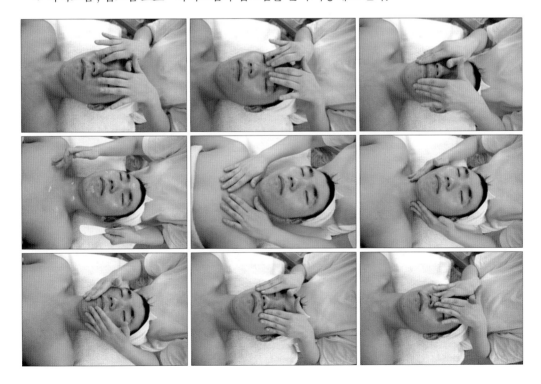

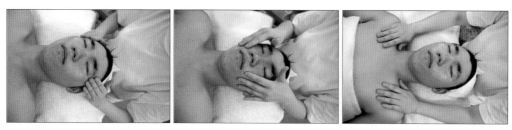

＊영양 크림 전체 도포 후 탭핑과 에플라지를 반복 후 마무리한다.

9장

팔, 다리 관리 1

⊙ **제2과제 : 팔, 다리 관리**

⊙ **시험시간 : 35분(준비작업시간 제외)**

1. 요구사항

※ 팔, 다리 관리를 하기 위한 준비작업을 하십시오.

1. 과제에 사용되는 화장품 및 사용 재료는 작업에 편리하도록 작업대에 정리한다.

2. 모델을 관리에 적합하도록 준비하고 베드위에 누워서 대기하도록 한다.

※ 아래 과정에 따라 모델에게 피부미용 작업을 실시하시오.

순서	작업명		요구내용	시간	비고
1	손을 이용한 관리 (메뉴얼 테크닉)	팔 (전체)	모델의 관리부위(오른쪽 팔, 오른쪽 다리)를 화장수를 사용하여 가볍고 신속하게 닦아낸 후 화장품(크림 혹은 오일타입)을 도포하고, 적절한 동작을 사용하여 관리하시오.	10분	총 작업시간의 90%이상을 유지할 것
		다리 (전체)		15분	
2	제모		왁스 워대에 데워진 핫 왁스를 필요량만큼 용기에 덖어서 작업에 사용하고, 다리에 왁스를 부직포 길이에 적합한 면적만큼 도포한 후, 체모를 제거하고 제모부위의 피부를 정돈하시오.	10분	제모는 좌우 구분이 없으며 부직포 제거전 손을 들어 감독의 확인을 받을 것

2. 수험자 유의사항

1. 손을 이용한 관리는 팔과 다리가 주 대상범위이며, 손과 발의 관리 시간은 전체 시간의 20%를 넘지 않도록 한다.

2. 제모 시 발을 제외한 좌우측 다리(전체) 중 적합한 부위에 한번만 제거한다.

3. 관리부위에 제모가 완전히 제거되지 않았을 경우 족집게 등으로 잔털 등을 제거한다.

4. 제모는 7×20㎝ 정도의 부직포 1장을 이용한 작업범위(4-5×12~14㎝)를 하여야 한다.

1. 팔 매뉴얼 테크닉 전체 설명

▶ 참고

산업인력공단의 지침은 아래와 같다.

순서	작업명	요구내용	시간	비고
1	팔(전체)	모델의 관리부위(오른쪽 팔)를 화장수를 사용하여 가볍고 신속하게 닦아낸 후 화장품(오일, 크림)을 도포하고 적절한 동작을 하시오	10분	총 작업시간의 90% 이상 유지할 것

각 실기시험은 각 과제 세부작업별로 정해진 시험시간에 따라 진행되며 각 세부작업별로 시험종료 5분 전을 예고하고 시험시간이 종료되면 시험종료를 선언한다.

각 세부작업은 시험시간 동안 충실하게 관리작업을 행하되 시험시간을 초과시 0점 처리된다.

▶ 주의

지압, 강한 두드림 등의 적절한 안마동작을 하였을 경우 손을 이용한 피부관리는 작업 세부항목 전체 0점.

＊준비물 준비 및 모델관리

목록상의 재료가 작업에 적합하게 준비가 되어 있어야 한다.

정리대에 사용제품 및 도구가 위생적이며 지속적인 관리가 되어야 한다.

작업을 할 수 있도록 베드세팅이 되어 있어야 한다.

작업에 맞게 노출을 유지하고 모델의 노출 부위를 적절하게 가려야 한다.

1) 손을 이용한 팔 관리순서

관리 부위를 제외한 나머지 부위는 노출되지 않아야 한다.

오른쪽 팔을 관리한다.

현장에서 일반적인 관리순서는 다리-팔의 순서이나 제모시 연결되는 작업시 모델의 관리 등을 위하여 순서를 시험에 맞게 변경.

손 부위의 관리시간은 20%를 넘지 않도록 한다.

화장품을 도포한 후 손을 이용하여 관리한다.

관리가 끝난 부위는 습포를 이용하여 적합하게 마무리를 한다.

2) 팔 클렌징

가볍고 신속하게 작업한다.

화장수의 사용량이 적합해야 한다.

사용한 솜이나 해면을 클렌징 부위에 재사용하지 않아야 한다.

닦아내는 동작이 능숙하게 진행되어야 한다.

3) 도포의 적합성

관리 부위에 도포량이 적합하여야 한다.

관리 부위에 신속하고 고르게 도포를 하여야 한다.

4) 동작의 정확성

손을 이용한 동작이 정확하고 적절하게 사용되어야 한다.

동작 시 자세가 적합해야 한다.

동작간의 연결성이 부드러워야 한다.

5) 작업동작의 적정성

전체동작 작업 시 밀착감, 속도, 강약, 리듬, 유연성이 있어야 한다.

6) 관리 중 모델관리

관리 부위 변경 시 그에 따른 모델의 노출 부위를 적절하게 가려야 한다.

모델이 불편함을 느끼지 않도록 해야 한다.

7) 마무리 작업

습포를 사용하여야 한다.

토닝 정돈을 하여야 한다.

잔여물이 남지 않게 마무리가 되어야 한다.

2. 실전 팔 매뉴얼 테크닉

1) 실전 팔 매뉴얼 테크닉 순서

① 등 아래에 대수건을 끼운 후 양손 소독.

② 팔 클렌징 동작.

③ 팔 매뉴얼 테크닉.

④ 온습포 동작.

⑤ 토너 정리 동작.

(1) 클렌징 동작

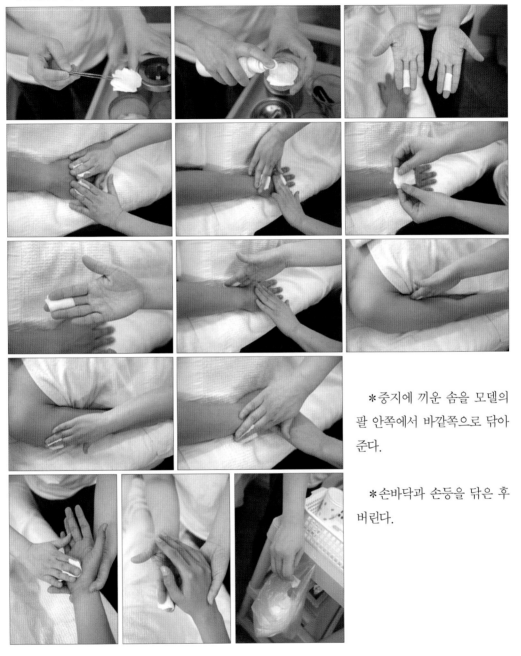

* 중지에 끼운 솜을 모델의 팔 안쪽에서 바깥쪽으로 닦아 준다.

* 손바닥과 손등을 닦은 후 버린다.

(2) 매뉴얼 테크닉 동작

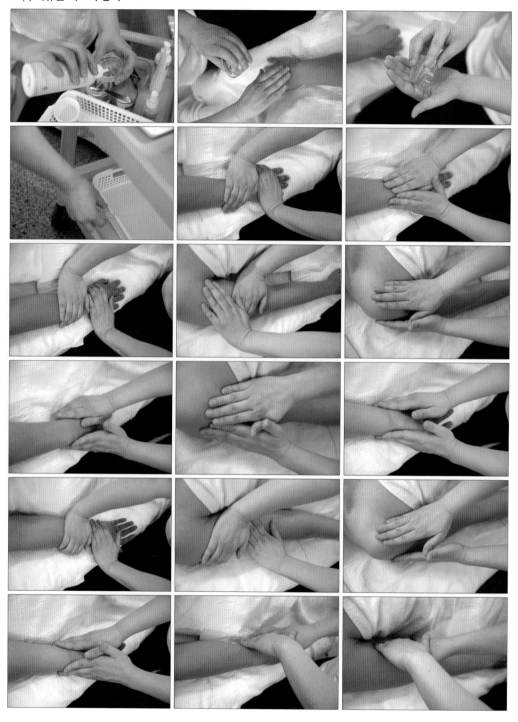

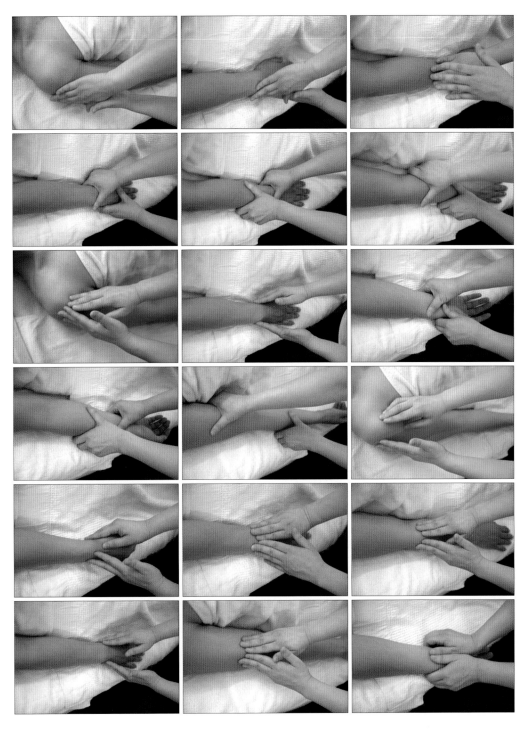

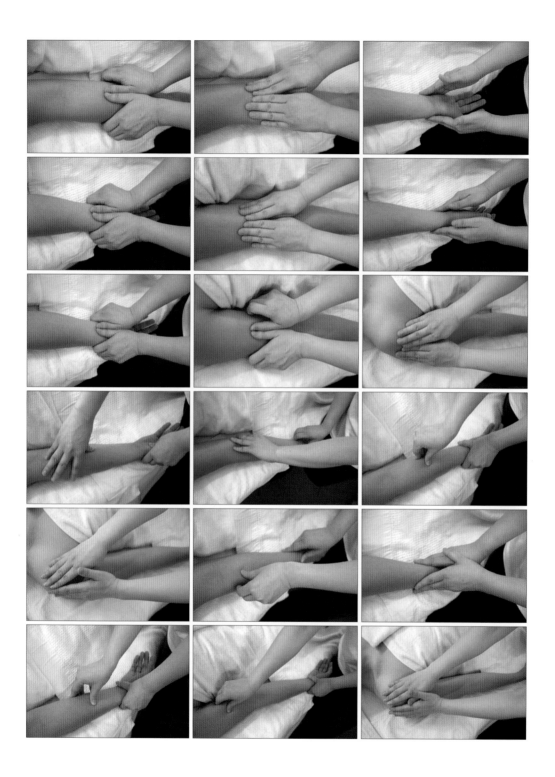

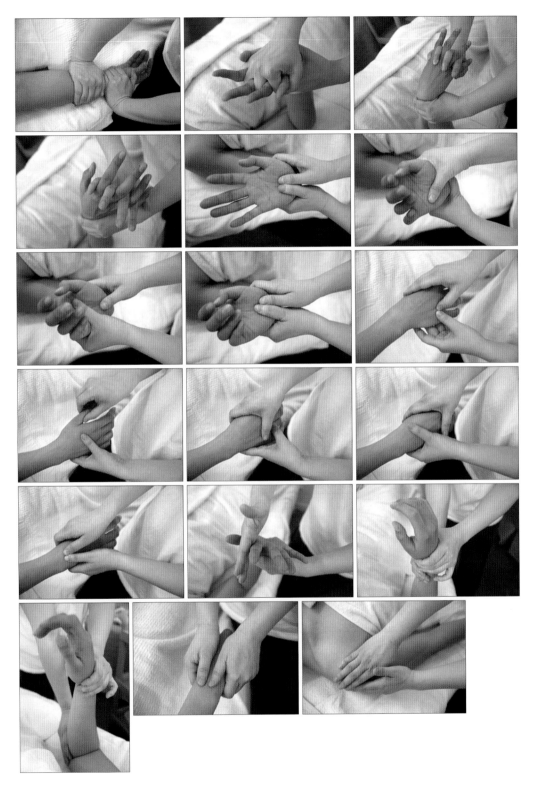

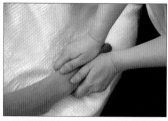

(3) 온습포 동작

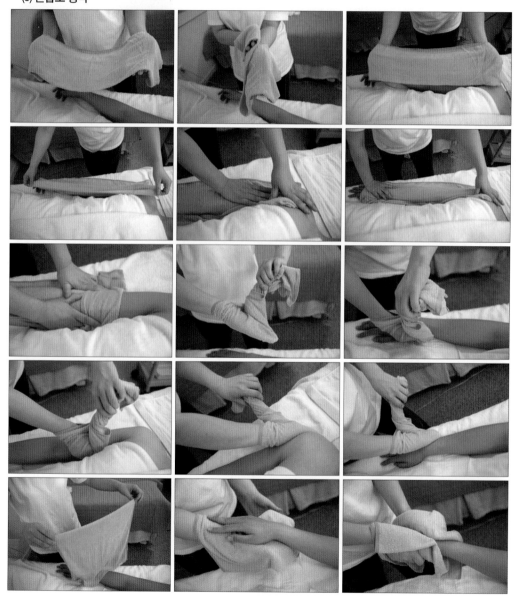

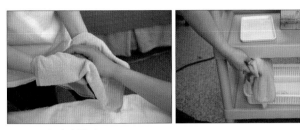

(4) 토너 정리 동작

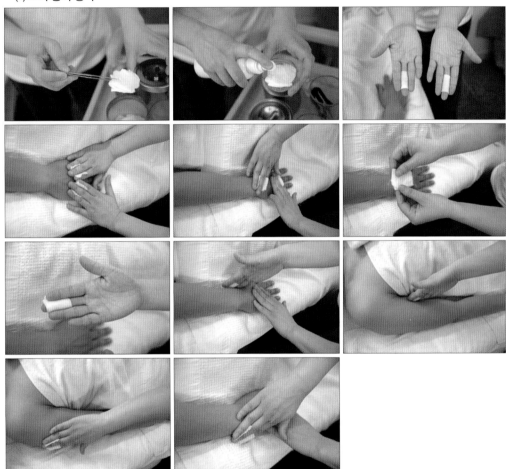

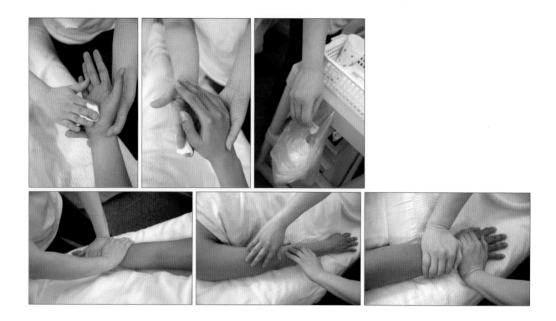

10장

팔, 다리 관리 2

⊙ **제2과제 : 팔, 다리 관리**

⊙ **시험시간 : 35분(준비작업시간 제외)**

1. 요구사항

※ 팔, 다리 관리를 하기 위한 준비작업을 하십시오.

1. 과제에 사용되는 화장품 및 사용 재료는 작업에 편리하도록 작업대에 정리한다.
2. 모델을 관리에 적합하도록 준비하고 베드위에 누워서 대기하도록 한다.

※ 아래 과정에 따라 모델에게 피부미용 작업을 실시하시오.

순서	작업명		요구내용	시간	비고
1	손을 이용한 관리 (메뉴얼 테크닉)	팔 (전체)	모델의 관리부위(오른쪽 팔, 오른쪽 다리)를 화장수를 사용하여 가볍고 신속하게 닦아낸 후 화장품(크림 혹은 오일타입)을 도포하고, 적절한 동작을 사용하여 관리하시오.	10분	총 작업시간의 90%이상을 유지할 것
		다리 (전체)		15분	
2	제모		왁스 워대에 데워진 핫 왁스를 필요량만큼 용기에 덮어서 작업에 사용하고, 다리에 왁스를 부직포 길이에 적합한 면적만큼 도포한 후, 체모를 제거하고 제모부위의 피부를 정돈하시오.	10분	제모는 좌우 구분이 없으며 부직포 제거전 손을 들어 감독의 확인을 받을 것

2. 수험자 유의사항

1. 손을 이용한 관리는 팔과 다리가 주 대상범위이며, 손과 발의 관리 시간은 전체 시간의 20%를 넘지 않도록 한다.
2. 제모 시 발을 제외한 좌우측 다리(전체) 중 적합한 부위에 한번만 제거한다.
3. 관리부위에 제모가 완전히 제거되지 않았을 경우 족집게 등으로 잔털 등을 제거한다.
4. 제모는 7×20㎝ 정도의 부직포 1장을 이용한 작업범위(4-5×12~14㎝)를 하여야 한다.

1. 다리 매뉴얼 테크닉 전체 설명

▶ 참고

산업인력공단의 지침은 아래와 같다.

순서	작업명	요구내용	시간	비고
1-2	다리(전체)	모델의 관리부위(오른쪽 다리)를 화장수를 사용하여 가볍고 신속하게 닦아낸 후 화장품(오일, 크림)을 도포하고 적절한 동작을 하시오	15분	총 작업시간의 90% 이상 유지할 것

각 실기시험은 각 과제 세부작업별로 정해진 시험시간에 따라 진행되며 각 세부작업별로 시험 종료 5분 전을 예고하고 시험시간이 종료되면 시험 종료를 선언한다.

각 세부작업은 시험시간 동안 충실하게 관리작업을 행하되 시험시간을 초과시 0점 처리된다.

▶ 주의

지압, 강한 두드림 등의 적절한 안마동작을 하였을 경우 손을 이용한 피부관리는 작업 세부항목 전체 0점

＊준비물 준비 및 모델관리

목록상의 재료가 작업에 적합하게 준비되어 있어야 한다.

정리대에 사용제품 및 도구가 위생적이며 지속적인 관리가 되어야 한다.

작업을 할 수 있도록 베드세팅이 되어 있어야 한다.

작업에 맞게 노출을 유지하고 모델의 노출 부위를 적절하게 가려야 한다.

1) 손을 이용한 다리 관리순서

관리 부위를 제외한 나머지 부위는 노출되지 않아야 한다.

오른쪽 다리를 관리한다.

현장에서 일반적인 관리순서는 다리-팔의 순서이나 제모시 연결되는 작업시 모델의 관리 등을 위하여 순서를 시험에 맞게 변경.

손 부위의 관리시간은 20%를 넘지 않도록 한다.

화장품을 도포한 후 손을 이용하여 관리한다.

관리가 끝난 부위는 습포를 이용하여 적합하게 마무리를 한다.

2) 다리 클렌징

가볍고 신속하게 작업한다.

화장수의 사용량이 적합해야 한다.

사용한 솜이나 해면을 다시 클렌징 부위에 재사용하지 않도록 한다.
닦아내는 동작이 능숙하게 진행되어야 한다.

3) 도포의 적합성
관리 부위에 도포량이 적합하여야 한다.
관리 부위에 신속하고 고르게 도포를 하여야 한다.

4) 동작의 정확성
손을 이용한 동작이 정확하고 적절하게 사용되어야 한다.
동작 시 자세가 적합해야 한다.
동작간의 연결성이 부드러워야 한다.

5) 작업 동작의 적정성
전체동작 작업 시 밀착감, 속도, 강약, 리듬, 유연성이 있어야 한다.

6) 관리 중 모델관리
관리 부위 변경 시 그에 따른 모델의 노출 부위를 적절하게 가려야 한다.
모델이 불편함을 느끼지 않도록 해야 한다.

7) 마무리 작업
습포를 사용하여야 한다.
토닝 정돈을 하여야 한다.
잔여물이 남지 않게 마무리가 되어야 한다.

2. 실전 다리 매뉴얼 테크닉
1) 관리순서
① 양손 소독.
② 토너를 적신 솜으로 다리 클렌징.
③ 오일을 덜어낸 후 도포하고 사용한 유리볼은 아래칸으로 내린다.
④ 매뉴얼 테크닉 실시.
⑤ 습포동작.
⑥ 토너 정리 동작.

(1) 클렌징 동작

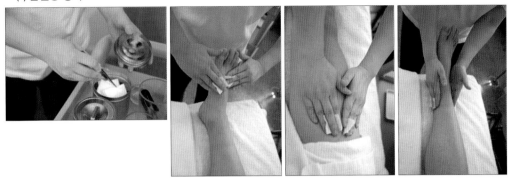

(2) 매뉴얼 테크닉 동작

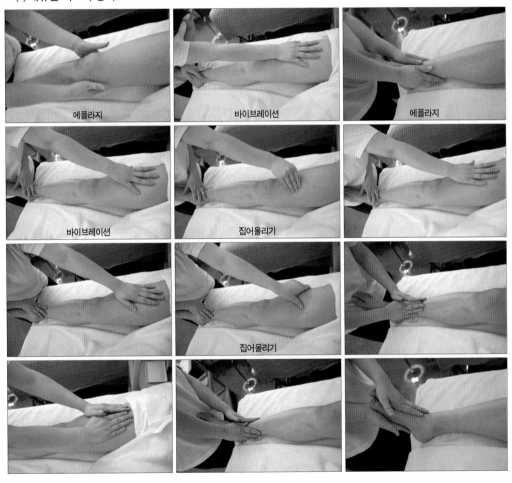

에플라지 · 바이브레이션 · 에플라지 · 바이브레이션 · 집어올리기 · 집어올리기

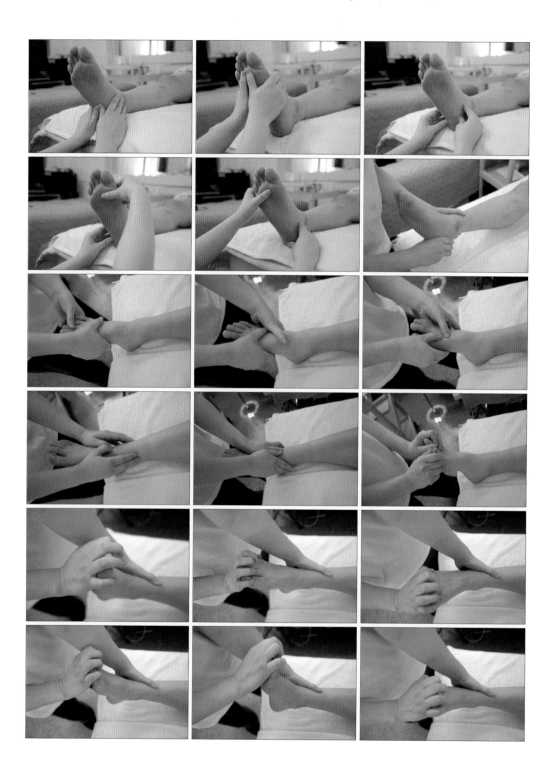

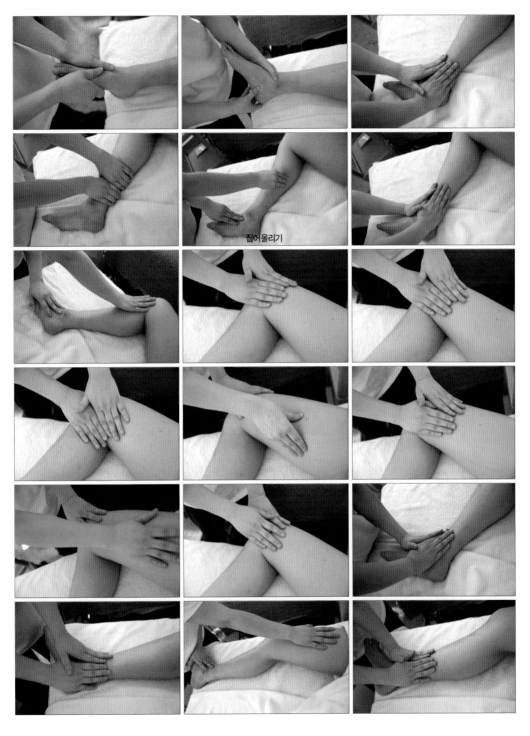

집어올리기

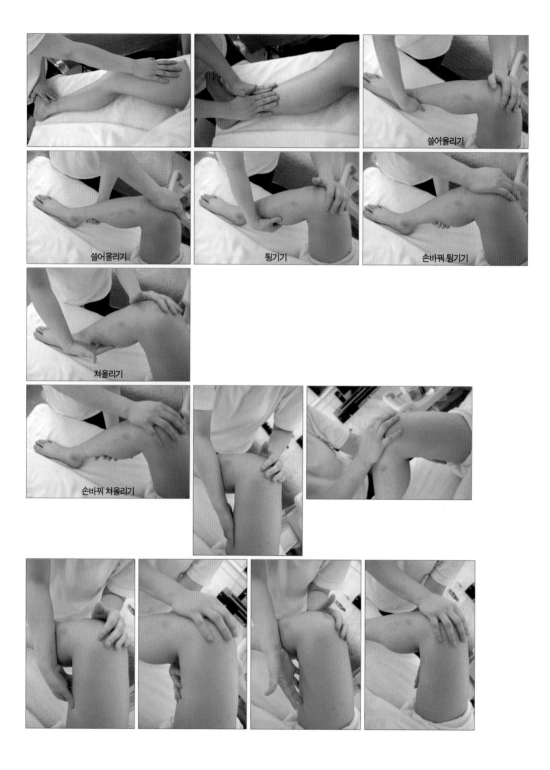

쓸어올리기

쓸어올리기

튕기기

손바꿔 튕기기

쳐올리기

손바꿔 쳐올리기

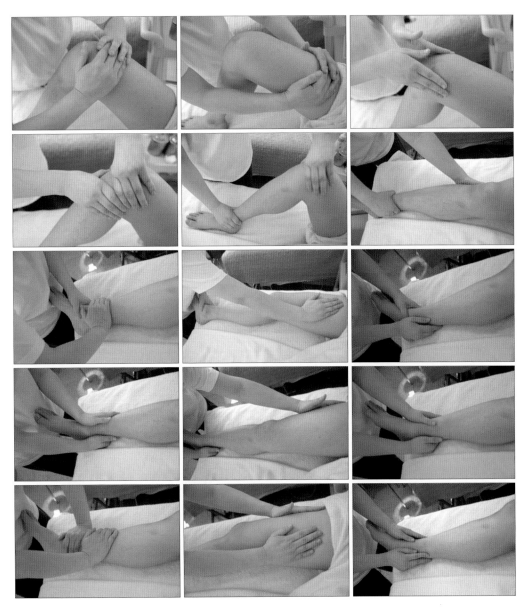

(3) 다리 습포 동작

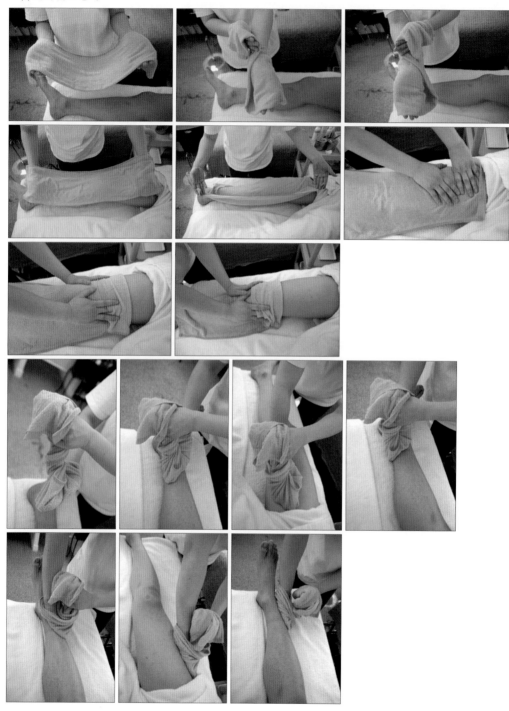

(4) 토너 정리 동작

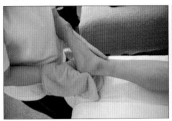 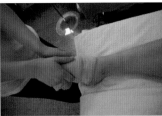

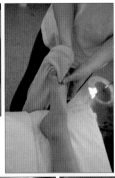

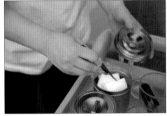

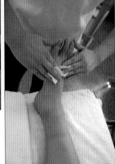 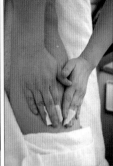 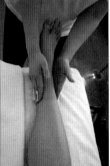

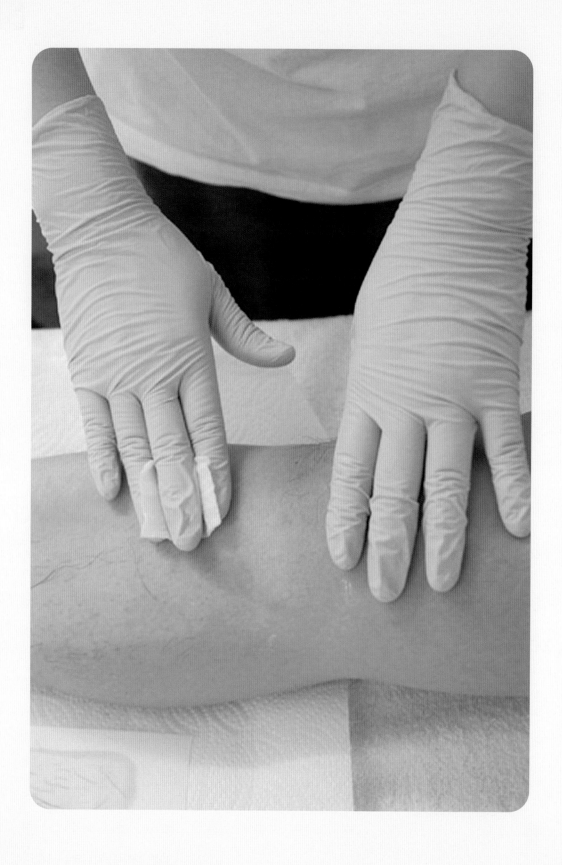

11장

제모

1. 제모 전체 설명

▶ 참고

산업인력공단의 지침은 아래와 같다.

순서	작업명	요구내용	시간	비고
2	제모	왁스워머에 데워진 핫 왁스를 필요량만큼 용기에 덜어서 작업에 사용하고 다리에 왁스를 부직포 길이에 적합한 면적만큼 도포한 후 체모를 제거하고 제모 부위의 피부를 정돈하시오	10분	제모는 좌우 구분이 없으며 부직포 제거 전 손을 들어 감독의 확인을 받을 것

제모 시 발을 제외한 좌우 측 다리(전체) 중 적합한 부위에 한번만 제거한다.

관리 부위에 체모가 완전히 제거되지 않았을 경우 족집게 등으로 잔털을 제거한다.

제모는 7×20cm 정도의 부직포 1장을 이용한 작업 범위(4-5×12-14cm)를 하여야 한다.

1) 제모 순서

제모 전 사용도구 및 제모 부위에 위생적인 처리를 한다.

제모 부위는 좌우 측 다리 전체 중 체모가 많은 부분으로 하며 부직포로 제거하는 제모 범위 내 최소 10개 이상의 체모가 있어야 한다.

제모에 적합하게 체모를 정리한다.

유수분의 제거와 체모가 잘 제거되도록 사전처리를 한다.

왁스를 제모 부위에 도포하고 부직포(머슬린천)를 붙인다.

제거하고자 하는 체모가 잘 제거되도록 방향과 각도를 조절하여 부직포를 떼어낸다.

* 단 감독위원의 입회하에 실시하며 제거한 부직포는 감독위원이 확인할 수 있도록 놓을 것.

제모 부위에 남은 털을 족집게를 이용하여 제거한다.

제모가 끝난 부위에는 진정크림 혹은 젤을 발라준다.

2) 준비 및 위생

제모를 위해 위생장갑을 착용하여야 한다.

제모를 위한 준비상태(소독)가 잘 이루어져 있어야 한다.

제모 부위의 체모 길이가 적합하게 준비되어 있어야 한다.

3) 관리방법의 적절성

온도가 적합한 왁스를 도포하여야 한다.

도포하는 왁스의 양이 적당하여야 한다.

부직포의 제거방법이 적절하여야 한다.

4) 마무리 작업

적절한 피부진정 작업을 하여야 한다.

왁스나 체모의 잔여물이 남지 않아야 한다.

2. 실전 제모

① 사전준비.

온왁스는 매우 끈적이며 바닥, 담요, 타월, 베드에 묻을 경우 잘 닦이지 않으므로 사전에 주변을 키친타월로 보호해두는 것이 필요하다. 또한 온왁스는 상온에서 고체 상태이므로 미리 예열시켜 두어야 한다. 시험에서는 흰색 바구니 측면에 1회용 비닐을 붙이고 파우더, 소독액, 뚜껑이 있는 솜, 왁스 오일, 족집게, 1회용 스파튤라, 무슬린천, 진정젤을 왁스가 발라질 부위보다 더 넓게 재단해 넉넉히 준비해 둔다.

시험이 시작되면 먼저 대수건을 걸고 다리 아래 키친타월을 깐다.

＊소독

양손 소독-위생장갑 끼기-장갑 소독-기구 소독(족집게, 가위)-제모 부위 소독

② 제모할 부위는 솜으로 파우더를 소량 발라 수분이 없도록 한다. 지나치게 털의 길이가 길다면 가위로 정리한다.

③ 종이컵에 왁스를 덜고 온도 측정.

1회용 스파튤라로 적당량을 퍼올린다. 스파튤라의 한 면을 온왁스 포트에 닦아내어 양을 조정한 후 관리사의 안쪽 팔에 가볍게 온도를 측정한다.

④ 45도로 왁스 바르기.

왁스를 제모할 부분의 시작점에 닦아내듯 바른 후 모근에서 모간방향(털이 난 방향)으로 스파튤라의 측면을 45도로 기울인 후 약간 압을 주어 긁어주듯 내린다.

⑤ 시험에서는 먼저 손을 들어 시험관이 보는 앞에서 무슬린천을 떼어내야 한다.

무슬린천의 한 면을 제모왁스를 바르기 시작한 점에서 아래로 잘 밀착시켜 붙인 후 피부가 당기지 않게 다른 손으로 고정한 후 털 난 반대 방향으로 한 번에 뜯어낸다.

⑥ 오일을 묻혀 잔여 왁스를 제거하고 족집게로 남아 있는 털 제거.

⑦ 알코올로 재소독한다.

⑧ 왁싱 부위에 진정젤을 솜에 묻혀 닦아내고 심사위원의 지시에 따라 무슬린천을 버린다.

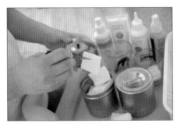
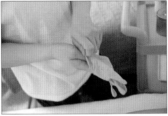
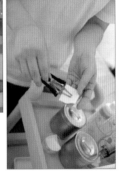

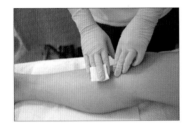

＊대수건을 걷고 다리 아래에 키친타월을 깐다.

양손 소독-위생 장갑착용 후 장갑소독-제모 기구소독

(족집게)-제모 부위 소독

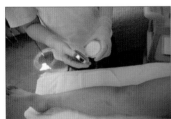
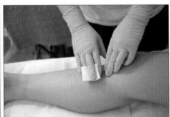
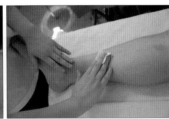

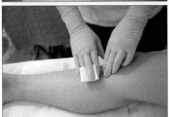

＊수분제거를 위해 파우더 도포

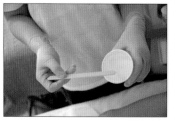 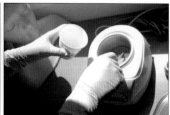 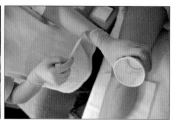

＊왁스 떠서 온도 측정

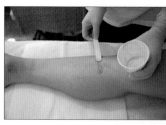 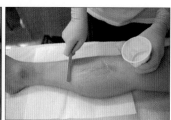

＊털이 난 곳에서 털 끝방향으로 적정 부위에 도포한 후 사용한 스파튤라와 종이컵은 즉시 버린다.

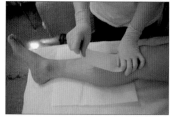 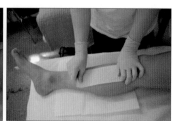

＊무슬린천을 팽팽히 붙인다.

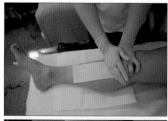 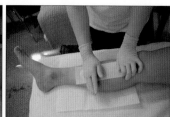 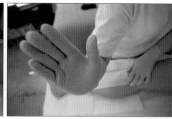

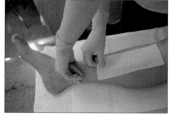

＊2~3회 반복해서 쓸어내린 후 손을 들어 심사위원을 부른 후 심사위원 앞에서 쓸어내리고 부직포를 떼낸다.

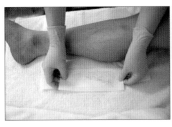 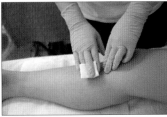

＊사용한 부직포는 키친타월 위에 두고 오일로 잔여 왁스를 제거한다.

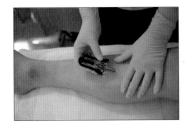

＊족집게로 정리한다.

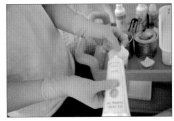 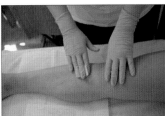 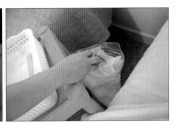

＊진정젤 도포 후 심사위원의 지시에 따라 부직포와 키친타월을 모두 버린다.

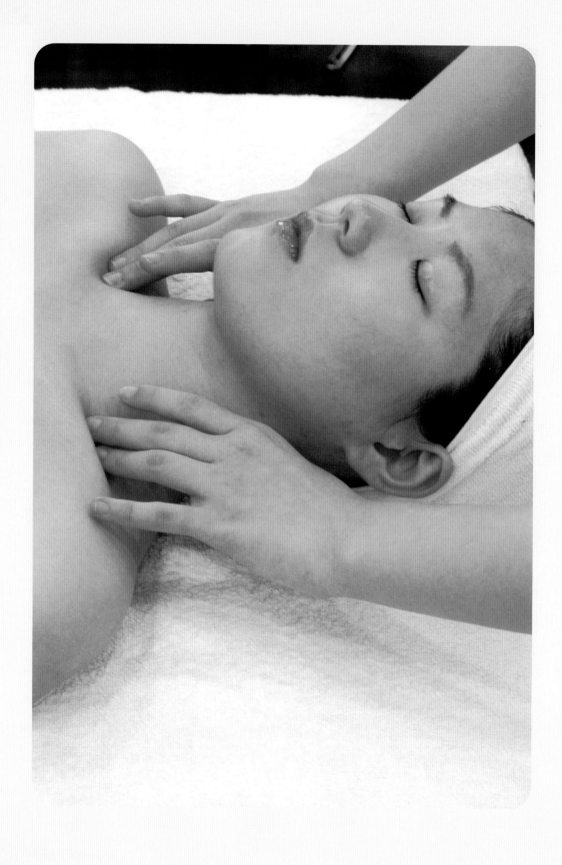

12장

림프를 이용한 피부관리

1. 림프를 이용한 피부관리 전체 설명

▶ 참고

산업인력공단의 지침은 아래와 같다.

순서	작업명	요구내용	시간	비고
1	림프를 이용한 피부관리	적절한 압력과 속도를 유지하며 목과 얼굴 부위에 림프절 방향에 맞추어 피부관리를 실시하시오(단 에플라지 동작을 시작과 마지막에 할 것)	15분	종료시간에 맞추어 관리할 것

1) 림프를 이용한 피부관리 순서

기본적인 순서는 목관리-얼굴관리의 순으로 하며 림프관리방법은 닥터 보더방식을 기준으로 한다.

(1) 목관리

쓰다듬기- 측경부 - 후두부(생략 가능) - 턱 부위(악하 부위) - 귀 부위 - 쓰다듬기

＊일반적인 보더방식에서 어깨, 승모근, 견봉 등의 관리는 제외되며 후두부는 시간관리상 제외해도 무방하다.

(2) 얼굴관리

쓰다듬기 - 턱부위(입술 밑) - 윗입술 부위 - 코 부위 - 볼 부위 - 턱 부위(악하 부위) - 눈 부위 - 눈썹 부위 - 이마 부위 - 귀 부위 - 측겨부 - 쓰다듬기

＊기본적으로 목관리와 얼굴관리의 동작은 쓸어주기와 정지원 동작을 주로 하며 반복횟수는 조절할 수 있다.

＊림프관리를 위한 자세는 서서하는 동작(모델을 마주보고), 앉아서 하는 동작 모두 가능하며 이에 따른 채점상 차이는 없다.

2) 준비 및 위생 상태

침대 및 기구의 정리정돈이 되어 있어야 한다.

＊모델과 수험자의 편의를 위하여 중타올 등으로 베게를 해줄 수 있음.

관리를 위해 손소독을 해야 한다.

＊작업을 적합하고 순환이 원활하도록 모델의 준비가 되어 있어야 한다. (설명 : 반드시 터번은 풀어야 하고 이것은 채점에 들어간다. 나머지의 터번의 사용법은 채점기준이 아니다.)

3) 관리방법

방향과 부위의 정확성

관리 시 전체흐름이 정확해야 한다. (림프의 흐름을 역행해서는 안 된다.)

작업의 시작과 끝은 에플라지 동작을 한다.

에플라지 후 목 부위부터 관리하며 진행이 정확해야 한다.

작업 부위가 정확해야 한다.

＊얼굴과 목 등의 주요 림프 부위 위치는 정확하게 관리하여야 하며 림프계의 순환방향을 지켜야 한다.

4) 작업의 적절성

화장품의 사용량이 적합해야 한다. (필요최소량만 사용.)

적합한 압력으로 관리해야 한다. (필요 이상의 강한 압력으로 사용해서는 안 된다.)

종작의 사용이 부드러워진다.

5) 전체 마무리 작업

에플라지 동작이 부드럽고 정확해야 한다.

관리 후 화장품 도포를 하지 않아야 한다.

＊종료 후 채점 동안 안전시키며 기초화장은 과제가 끝난 뒤에 할 것.

모델이 안정할 수 있도록 배려하여야 한다.

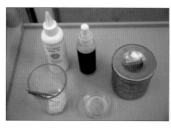 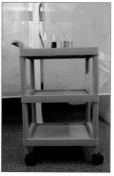

＊림프관리를 위한 웨건 & 모델정리 : 웨건을 정리하고 중수건을 베개로 한 후 터번을 푼다.

2. 실전 림프관리

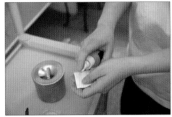

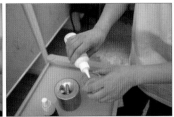

*양손 소독

*극소량의 오일만 사용한다

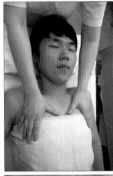
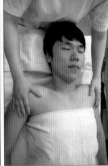
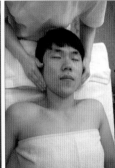
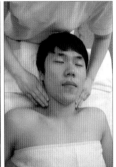

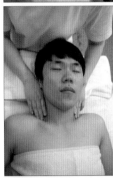

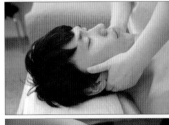
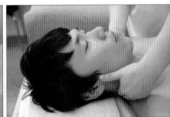
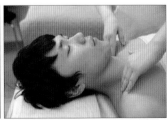

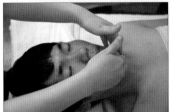
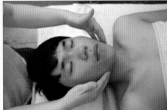
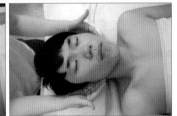

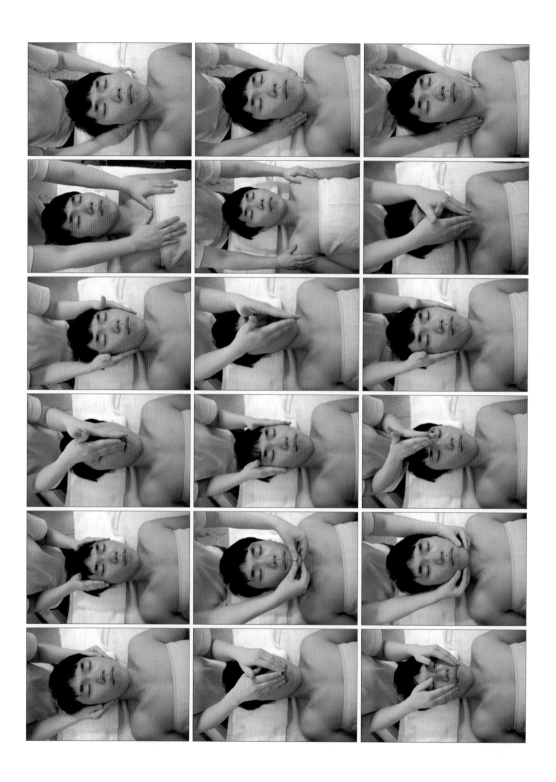

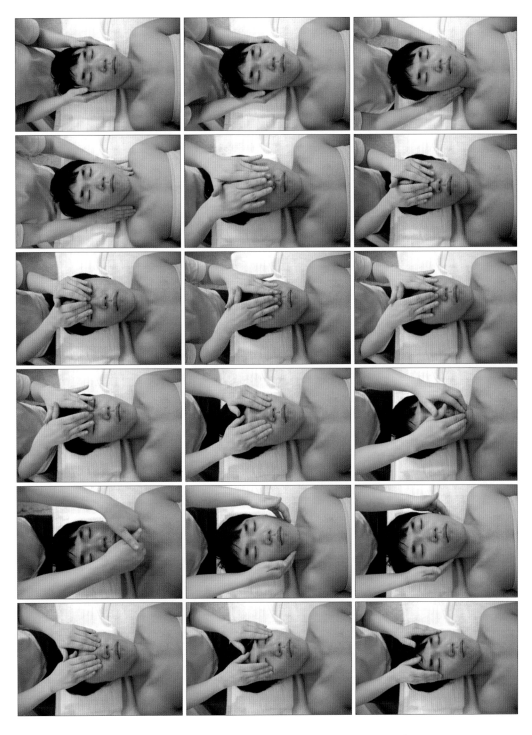

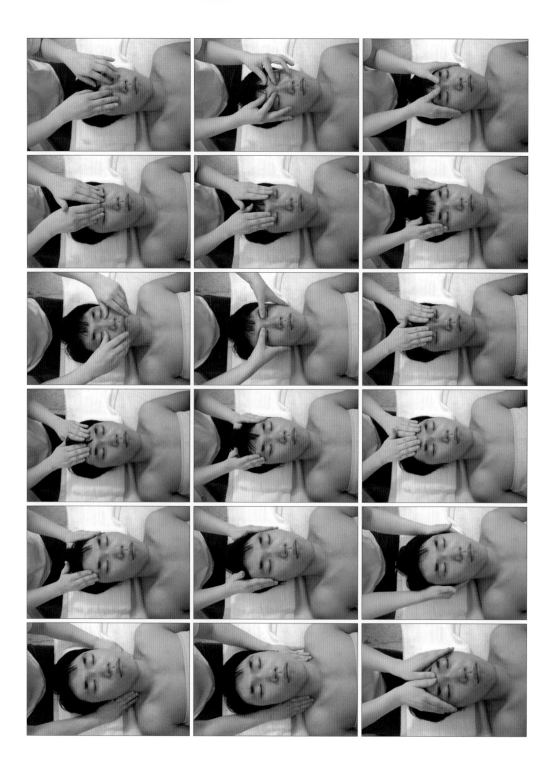

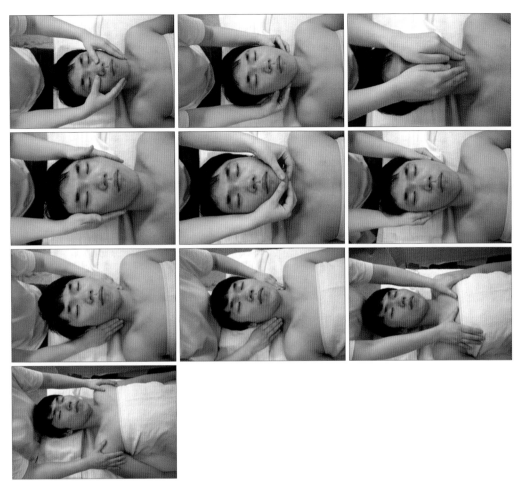

부록

이론시험을
준비하기 위하여

요약 출제
예상문제집 ▶

이론시험은 모두 60문항으로 60점이상이면 합격이다.

그럼 몇 문항을 맞춰야 할까?

36문항을 맞추면 합격이다.

그럼 출제유형을 알아보자.

먼저 과목은 피부미용학, 피부학, 해부생리학, 피부미용기기학, 화장품학, 공중위생관리학(소독학, 공중위생법규)이다.

평균적으로 피부미용학이 보통 약 20문항, 피부학이 약 7-8문항, 해부생리학 7-8문항, 기기학 5-6문항, 화장품학 7-8문항, 소독학 7-8문항. 공중위생법규 5-6문항으로 구성되어 있다.

저자는 개인적으로 국가시험을 대비해 피부미용전반에 대해 이론적인 점검은 앞으로의 전문 미용인으로서의 발전을 위해 매우 중요하다고 생각한다. 하지만 일단 합격을 위해서라면 치밀한 작전이 필요하다고 생각한다.

저자가 강의를 하다보면 학생들이 가장 어려워하는 부분은 해부생리학에 관련된 문제이다. 또한 이 부분은 회차별 난이도가 많이 차이가 나서 공부한 만큼의 효과를 기대하기는 어렵다. 그래서 만일 시간이 촉박한 분들이라면 이 부분 만큼은 요약된 기본적인 내용들만 암기하고 다른 과목에 집중하는것이 효과적일 것이다. 그 외에 소독학과 공중위생법규는 매일 조금씩 암기하여 축척되도록 하는 것이 요령이다. 즉 이 과목들은 공부를 하면 100%효과를 볼 수 있지만 공부를 하지 않으면 완전 0점이 될 수 밖에 없다. 기본적인 상식과 배치되는 부분들이 많기 때문에 이것은 철저한 반복이 필요하며 시험기간 내내 제일 신경을 써야 한다.

피부미용학은 비교적 평이한 문제들로 출제되는 경향이지만 의외의 문제들이 많고 피부학과 연관시켜 공부해야 한다. 특히 이 과목들은 앞으로의 활동에 가장 기본이 되므로 다소 깊게 공부하는 것이 좋겠다. 피부미용기기학과 화장품학은 용어위주로 정리하여 분류한 후 Memory tree를 만들어 체계화 시키면 도움이 될 수 있다.

한번 더 확실하게 말하자면 아무런 용어와 정의 등 기본 개념없이 기출문제만 플어보는 것은 아무도움이 될 수 없음을 기억해야 할 것이다.

다음은 예시로 준비된 문제이다 답을 표시해 두었으며 난이도 평가를 해두었다.
평범하게 공부한 분들이라면 10문항정도가 까다롭고 나머지는 쉽게 풀 수 있을 것이다.
한번 풀어보자.

| 참고사항 |

* **표시없음** _ 평이한 문제

* **다소어려움** _ *

* **조금어려움** _ **

* **맞히면 용한 문제** _ ***

다음은 5회 실제 미용사(피부) 시험문제이다.

1. 클렌징 시술 준비과정의 유의사항과 가장 거리가 먼 것은?

① 고객에게 가운을 입히고 고객이 액세서리를 제거하여 보관하게 한다

② 터번은 귀가 겹쳐지지 않게 조심한다

③ 깨끗한 시트와 중간타월로 준비된 침대에 눕힌 다음 큰 타월이나 담요로 덮어준다

④ 터번이 흘러내리지 않도록 핀셋으로 고정시킨다

2. 지성피부를 위한 피부관리 방법은?

① 토너를 알코올 함량이 적고 보습기능이 강화된 제품을 사용한다

② 클렌져는 유분이 있는 클렌징 크림을 선택하여 사용한다

③ 동식물성지방성분이 함유된 음식을 많이 섭취한다

④ 클렌징 로션이나 산뜻한 느낌의 클렌징 젤을 이용하여 메이크업을 지운다

3. 고객이 처음 내방하였을 때 피부관리에 대한 첫 상담과정에서 고객이 얻는 효과와 가장 거리가 먼 것은?

① 전 단계의 피부관리 방법을 배우게 된다

② 피부관리에 대한 지식을 얻게 된다

③ 피부관리에 대한 경계심이 풀어지며 심리적으로 안정된다

④ 피부관리에 대하여 긍정적이고 적극적인 생각을 가지게 된다

4. 왁스시술에 대한 내용중 옳은 것은?

① 제모하기에 적당한 털의 길이는 2cm이다

② 온왁스의 경우 왁스는 제모직전에 데운다

③ 왁스를 바른 위에 머절린은 수직으로 세워 떼어낸다

④ 남아있는 왁스의 끈적임은 왁스제거용 리무버로 제거한다

5. 눈썹이나 겨드랑이 등과 같이 연약한 피부의 제모에 사용하며 부직포를 사용하지 않고
   체모를 제거할 수 있는 왁스제모 방법은?

   ① 소프트 왁스법

   ② 콜드왁스법

   ③ 물왁스법

   ④ 하드왁스법

6. **워쉬오프타입의 팩이 아닌 것은?**

   ① 크림 팩

   ② 거품 팩

   ③ 클레이 팩

   ④ 젤라틴 팩

7. **아래 설명과 가장 가까운 피부타입은?**

   모공이 넓다

   뾰루지가 잘 난다

   정상피부보다 두껍다

   블랙헤드가 생성되기 쉽다

   ① 지성피부

   ② 민감피부

   ③ 건성피부

   ④ 정상피부

*8. 피부미용의 개념에 대한 설명 중 틀린것은?

   ① 피부미용이라는 명칭은 독일의 미학자 바움가르텐에 의해 처음 사용되었다

   ② cosmetic이라는 용어는 독일어의 kosmein에서 유래되었다

   ③ 에스테틱이라는 용어는 화장품과 피부관리를 구별하기 위해 사용된 것이다

   ④ 피부미용이라는 의미로 사용되는 용어는 각 나라마다 다양하게 지칭되고 있다

9. **피부관리 시술단계가 옳은 것은?**

　① 클렌징-피부분석-딥클렌징-매뉴얼테크닉-팩-마무리

　② 피부분석-클렌징-딥클렌징-매뉴얼 테크닉-팩-마무리

　③ 피부분석-클렌징-클렌징-매뉴얼 테크닉-딥클렌징-팩-마무리

　④ 클렌징-딥클렌징-매뉴얼테크닉-마무리-피부분석

10. **습포에 대한 설명으로 맞는 것은?**

　① 피부미용 관리에서 냉습포를 사용하지 않는다

　② 해면을 사용하기 전에 습포를 우선 사용한다

　③ 냉습포는 피부를 긴장시키며 진정효과를 위해 사용한다

　④ 온습포는 피부미용 관리에서 마무리 단계에서 피부 수렴효과를 위해 사용한다

11. **다음 중 눈 주위에 가장 적합한 매뉴얼 테크닉의 방법은?**

　① 문지르기

　② 주므르기

　③ 흔들기

　④ 쓰다듬기

12. **딥 클렌징의 효과에 대한 설명으로 틀린것은?**

　① 면포를 연화시킨다

　② 피부표면을 매끈하게 해주며 혈색을 맑게한다

　③ 클렌징의 효과가 있으며 피부의 불필요한 각질세포를 제거한다

　④ 혈액순환촉진을 시키고 피부조직에 영양을 공급한다

13. **매뉴얼 테크닉의 주의사항이 아닌것은?**

　① 동작은 피부결 방향으로 한다

　② 청결하게 하기 위해서 찬물에 손을 깨끗이 씻은 후 바로 마사지 한다

　③ 시술자의 손톱은 짧아야 한다

　④ 일광으로 붉어진 피부나 상처가 난 피부는 매뉴얼 테크닉을 피한다

14. **관리방법 중 수요법시 지켜야 할 수칙이 아닌것은?**

　① 식사직후에 행한다

　② 수요법은 대개 5분에서 30분까지가 적당하다

　③ 수요법 전에 잠깐 쉬도록 한다

　④ 수요법 후에는 주스나 향을 첨가한 물이나 이온음료를 마시도록 한다

15. **딥 클렌징 방법이 아닌 것은?**

　① 디스인스크러스테이션

　② 효소필링

　③ 브러싱

　④ 이온토 포레시스

16. **피부관리시 매뉴얼 테크닉을 하는 목적과 가장 거리가 먼 것은?**

　① 정신적 스트레스의 경감

　② 혈액순환 촉진

　③ 신진대사 활성화

　④ 부종감소

17. 콜라겐 벨벳 마스크는 어떤 타입이 주로 사용되는가?

① 시트타입

② 크림 타입

③ 파우더 타입

④ 겔 타입

18. 셀룰라이트 관리에서 중점적으로 행해야 할 관리방법은?

① 근육의 운동을 촉진시키는 관리를 집중적으로 행한다

② 림프순환을 촉진시키는 관리를 한다

③ 피지가 모공을 막고 있으므로 피지배출 관리를 집중적으로 행한다

④ 한선이 막혀 있으므로 한선관리를 집중적으로 행한다

19. 원주형의 세포가 단층으로 이어져 있으며 각질형성세포와 색소형성세포가 존재하는 피부세포층은?

① 기저층

② 투명층

③ 각질층

④ 유극층

20. 산소라디컬 방어에서 가장 중심적인 역할을 하는 효소는?

① FDA

② SOD

③ AHA

④ NMF

21. 다음 중 피부의 기능이 아닌것은?

① 보호작용

② 체온조절 작용

③ 감각작용

④ 순환작용

★22. 내인성노화가 진행될 때 감소현상을 나타내는 것은?

① 각질층 두께

② 주름

③ 피부처짐 현상

④ 랑게르한스 세포

23. 다음 중 주름살이 생기는 요인으로 가장 거리가 먼 것은?

① 수분의 부족 상태

② 지나치게 햇빛이 노출되었을 때

③ 갑자기 살이 찐 경우

④ 과도한 안면운동

★24. 콜레스테롤의 대사 및 해독작용과 스테로이드 호르몬의 합성과 관계있는 무과립 세포는?

① 조면형질 내세망

② 골면형질내세망

③ 용해소체

④ 골기체

25. 다음내용과 가장 관계가 있는 것은?

곰팡이균에 의하여 발생한다

피부껍질이 벗겨진다

가려움증이 동반된다

주로 손과 발에서 번식한다

① 농가진

② 무좀

③ 홍반

④ 사마귀

26. 아포크린한선의 설명으로 틀린것은?

① 아포크린한선의 냄새는 여성보다 남성에게 강하게 나타난다

② 땀의 산도가 붕괴되면 심한 냄새를 동반한다

③ 겨드랑이. 대음순, 배꼽주변에 존재한다

④ 인종적으로 흑인이 가장 많이 분비한다

27. 다음 중 가장 이상적인 피부의 PH 범위는?

① PH3.5-4.5

② PH5.2-5.8

③ PH6.5-7.2

④ PH7.5-8.2

28. 성장기에 있어 뼈의 길이성장이 일어나는 곳을 무엇이라 하는가?

① 상지골

② 두개골

③ 연골상단

④ 골단연골

29. 섭취된 음식물 중의 영양산물을 산화시켜 인체에 필요한 에너지를 생성해 내는
세포소기관은?

① 리보소옴

② 리소조옴

③ 골지체

④ 미토콘드리아

30. 자율신경의 지배를 받는 민무늬근은?

① 골격근

② 심근

③ 평활근

④ 승모근

31. 인체내의 화학물질 중 근육의 수축에 주로 관여하는 것은?

① 액틴과 미오신

② 단백질과 칼슘

③ 남성호르몬

④ 비타민과 미네랄

32. 혈관의 구조에 관한 설명 중 옳지 않은 것은?

① 동맥은 3층구조이며 혈관벽이 정백에 비해 두껍다

② 동맥은 중막인 평활근 층이 발달해 있다

③ 정맥은 3층구조이며 혈관벽이 얇으며 판막이 발달해 있다

④ 모세혈관은 3층구조이며 혈관벽이 얇다

33. 소화선으로써 소화액을 분비하는 동시에 호르몬을 분비하는 혼합선에 해당하는 것은?

① 타액선

② 간

③ 담낭

④ 췌장

34. 신경계의 기본세포는?

① 혈액

② 뉴우런

③ 미토콘드리아

④ DNA

35. 고주파 미용기기의 사용방법 중 간접법에 대한 설명으로 옳은 것은?

① 고객의 얼굴에 적합한 크림을 바르고 그 위에 전극봉으로 마사지 한다

② 고객의 손에 전극봉을 잡게 한 후 관리사가 고객의 얼굴에 적합한
   크림을 바르고 손으로 마사지 한다

③ 고객의 얼굴에 마른거즈를 올린 후 그 위에 전극봉으로 마사지 한다

④ 고객의 손에 전극봉을 잡게 한 후 얼굴에 마른 거즈를 올리고 손으로 눌러준다

36. 피지, 면포가 있는 피부부위의 우드램프의 반응색상은?

① 청백색

② 진보라색

③ 암갈색

④ 오렌지색

37. 컬러테라피 기기에서 빨강 색광의 효과와 가장 거리가 먼 것은?

① 혈액순환 증진. 세포의 H할성화, 세포재생 활동

② 소화기계기능항진, 신경자극, 신체정화작용

③ 지루성 여드름, 혈액순환 불량피부관리

④ 근조직 이완, 셀룰라이트 개선

38. 클렌징이나 딥 클렌징 단계에서 사용하는 기기와 가장 거리가 먼 것은?

① 베이포라이져

② 브러싱 머신

③ 진공 흡입기

④ 확대경

★★39. 전류에 대한 내용이 틀린 것은?

① 전하량의 단위는 쿨롱으로 1클롱은 도선에 1V의 전압이 걸렸을 때 1초동안 이동하는 전하의 양이다

② 교류전류란 전류흐름의 방향이 시간에 따라 주기적으로 변하는 전류이다

③ 전류의 세기는 도선의 단면을 1초 동안 흘러간 전하의 양으로 단위는 암페어이다

④ 직류전동기는 속도조절이 자유롭다

40. 이온에 대한 설명으로 옳지 않은 것은?

① 양전하 또는 음전하를 지닌 원자를 말한다

② 증류수는 이온수에 속한다

③ 원소가 전자를 잃어 양이온이 되고 전자를 얻어 음이온이 된다

④ 양이온과 음이온의 결합을 이온결합이라 한다

41. 향수의 구비요건이 아닌것은?

① 향에 특징이 있어야 한다

② 향이 강하므로 지속성이 약해야 한다

③ 시대성에 부합되는 향이어야 한다

④ 향의 조화가 잘 이루어져야 한다

42. 계면활성제에 대한 설명 중 잘못된 것은?

① 계면활성제는 계면을 활성화 시키는 물질이다

② 계면활성제는 친수성기와 친유성기를 모두 소유하고 있다

③ 계면활성제는 표면장력을 높이고 기름을 유화시키는 등의 특성을 지니고 있다

④ 계면활성제는 표면활성제라고도 한다

★ **43. 다음 중 기초화장품의 필요성에 해당되지 않는 것은?**

① 세정

② 미백

③ 피부정돈

④ 피부보호

44. 아하의 설명이 아닌것은?

① 각질제거와 보습기능이 있다

② 글리콜릭산, 젓산, 사과산, 주석산, 구연산이 있다

③ 알파 하이드로시카프로익 아시드의 약어이다

④ 피부와 점막에 약간의 자극이 있다

★★ 45. 화장품과 의약품의 차이를 바르게 정의한 것은?

　　① 화장품의 사용목적은 질병의 치료와 진단이다

　　② 화장품은 특정부위만 사용가능하다

　　③ 의약품의 사용대상은 정상적인 상태인 자로 한정되어 있다

　　④ 의약품의 부작용은 어느 정도까지 인정된다

★★★ 46. 비누의 제조방법 중 지방산의 글리세린에스테르와 알칼리를 함께 가열하면
　　유지가 가수분해되어 비누와 글리세린이 얻어지는방법은?

　　① 중화법

　　② 검화법

　　③ 유화법

　　④ 화학법

47. **샤워코롱이 속하는 분류는?**

　　① 세정용 화장품

　　② 메이크업 용 화장품

　　③ 모발용 화장품

　　④ 방향용 화장품

48. **다음 중 동물과 전염병의 병원소로 연결이 잘못된 것은?**

　　① 소-결핵

　　② 쥐-말라리아

　　③ 돼지-일본뇌염

　　④ 개-공수병

49. 다음 중 식품의 혐기성 상태에서 발육하여 신경계 증상이 주증상으로 나타나는 것은?

① 살모넬라증 식중독

② 보톨리누스균 식중독

③ 포도상구균 식중독

④ 장염비브리오 식중독

50. 전염병 예방법상 제 1군 전염병에 속하는 것은?

① 한센병

② 폴리오

③ 일본뇌염

④ 파라티푸스

51. 한 지역이나 국각의 공중보건을 평가하는 기초자료로 가장 신뢰성 있게 인정되는 것은?

① 질병 이환율

② 영아 사망률

③ 신생아 사망률

④ 조사망률

52. 다음 중 음료수 소독에 사용되는 소독 방법과 가장 거리가 먼 것은?

① 염소소독

② 표백분 소독

③ 자비소독

④ 승홍액 소독

★53. 보통 상처의 표면을 소독하는데 이용하며 발생기 산소가 강력한 산화력으로
미생물을 소독하는 소독제는?

① 석탄산

② 과산화수소수

③ 크레졸

④ 에탄올

★54. 알코올 소독의 미생물 세포에 대한 주된 작용기전은?

① 할로겐 복합물 형성

② 단백질 변성

③ 효소의 완전 파괴

④ 균체의 완전 융해

55. **자비소독에 관한 내용으로 적합하지 않은 것은?**

① 물에 탄산나트륨을 넣으면 살균력이 강해진다

② 소독할 물건은 열탕속에 완전히 잠기도록 해야한다

③ 100도시에서 15-20분간 소독한다

④ 금속기구,고무,가죽의 소독에 적합하다

56. **공중위생영업소의 위생관리수준을 향상시키기 위하여 위생 서비스 평가계획을
수립하는 자는?**

① 대통령

② 보건복지가족부 장관

③ 시도지사

④ 공중위생관련협회 또는 단체

57. 신고를 하지 아니하고 영업소의 소재를 변경할 때 1차위반시의 행정처분 기준은?

① 영업장 폐쇄명령

② 영업정지6월

③ 영업정지 3월

④ 영업정지 2월

58. 이 미용업의 영업신고를 하지 아니하고 업소를 개설한 자에 대한 법적조치는?

① 200만원이하의 과태료

② 300만원이하의 벌금

③ 6월이하의 징역 또는 500만원 이하의 벌금

④ 1년 이하의 징역 또는 1천만원이하의 벌금

59. 다음 중 법에서 규정하는 명예공중위생감시원의 위촉대상자가 아닌것은?

① 공중위생관련 협회장이 추천하는 자

② 소비자 단체장이 추천하는 자

③ 공중위생에 대한 지식과 관심이 있는 자

④ 3년이상 공중위생 행정에 종사한 경력이 있는 공무원

60. 소독을 한 기구와 소독을 하지 아니한 기구를 각각 다른 용기에 넣어 보관하지 아니한때에 대한 2차 위반시의 행정처분기준에 해당하는 것은?

① 경고

② 영업정지5일

③ 영업정지10일

④ 영업장 폐쇄명령

정답

1번 - 4	21번 - 4	41번 - 2
2번 - 4	22번 - 4	42번 - 3
3번 - 1	23번 - 3	43번 - 2
4번 - 4	24번 - 2	44번 - 3
5번 - 4	25번 - 2	45번 - 4
6번 - 4	26번 - 1	46번 - 2
7번 - 1	27번 - 2	47번 - 4
8번 - 2	28번 - 4	48번 - 2
9번 - 1	29번 - 4	49번 - 2
10번 - 3	30번 - 3	50번 - 4
11번 - 4	31번 - 1	51번 - 2
12번 - 4	32번 - 4	52번 - 4
13번 - 2	33번 - 4	53번 - 2
14번 - 1	34번 - 2	54번 - 2
15번 - 4	35번 - 2	55번 - 4
16번 - 4	36번 - 4	56번 - 3
17번 - 1	37번 - 2	57번 - 1
18번 - 2	38번 - 4	58번 - 4
19번 - 1	39번 - 1	59번 - 4
20번 - 2	40번 - 2	60번 - 2

참고문헌

미용학개론 (도서출판 명성, 신화남 외)

피부미용사 필기 (느낌이 좋은책, EBS 피부미용 연구회 편저)

화장문화와 화장기법 (청구문화사, 김희숙)

화장품 과학 (도서출판 정담, 진종언)

인체해부생리학 (청구문화사, 인체해부생리학회)

화장품 성분 사전 (도서출판 정담, 김귀정 외)

화장품학 (수문사, 하병조)

국가기술자격시험 미용사 피부 (정담미디어, 대한피부미용전문가협회)

미용학개론 (청구문화사, 황휘순 편저)

영양과 건강 (청구문화사, 김명선 외)

메디컬 스킨케어 & 스파 (도서출판 임송, 김영미)

이론과 실무 마사지 테라피 (매디시언, 이애순 외)

피부과학 (훈민사, 강성심)

피부과학 (형설출판사, 김봉인)

아라마테라피 (청구문화사)

한방미용학개론 (청구문화사)

■ **저자**

오 지 민

영남대학교 환경보건학과 보건학 석사

계명대학교 공중보건학과 보건학 박사과정

Maris Francoise Morice Ecole privee pour C.A.P a Paris, France 2년과정 수료

(전) 대구한의대 한방미용과 외래교수

(전) 김천대학교 건강증진뷰티아트과 겸임 전임교수

(전) 대경대학 피부미용과 겸임교수

(전) 미올뷰티 미용학원 대표

(전) Beauty Salon, "ETUDIANT" 부원장

(전) 오지민 스킨 & 뷰티 원장

(현) 구미1대학 피부미용테라피과 전임교수

최신판 미인을 만들어 주는

기초 피부미용 실기

2011년 7월 20일 인쇄
2011년 7월 25일 발행

저 자 / 오 지 민
발행인 / 김 영 철
발행처 / 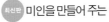 **학문출판(주)**

서울시 종로구 사직로 8길 21-2 (내자동 서라벌빌딩 1층)
TEL (대) 02-738-5118 ㅣ FAX 02-733-8998
등록번호 1-883 호

가격 28,000원

ⓒ HAKMUN PUBLISHING LTD 2011

ISBN 978-89-8179-000-4

E-mail: hakmun@hakmun.co.kr
Homepage: www.hakmun.co.kr